Knaur.

Knaur.

Über den Autor:

Stefan Back, kaufmännischer Leiter eines Maschinenbauunternehmens, rauchte über 20 Jahre lang bis zu 40 Zigaretten täglich, bis er 1999 beim Anblick einer schwarzen Raucherlunge bei der Leichenschau »Körperwelten« von einem Moment zum anderen Nichtraucher wurde (– nicht vom Körper her, aber vom Kopf!). Seinen Leidensweg und seinen Ausstieg hat er in zwei Büchern veröffentlicht und damit in der Fachwelt große Aufmerksamkeit erregt. Zunehmend verwenden Seminaranbieter von Nichtraucherkursen sein Gedankengut. Neben seinem kaufmännischen Beruf liegen heute seine Schwerpunkte auf den Themen Gesundheit und Rauchen.

STOP

Stefan Back

Schluss mit Rauchen

Knaur Taschenbuch Verlag

Besuchen Sie uns im Internet:
www.knaur.de

Deutsche Erstausgabe Dezember 2008

Redaktion: Ute Kröger
Umschlaggestaltung: ZERO Werbeagentur, München
Satz: Setzerei Vornehm, München
Druck und Bindung: Norhaven A/S
Printed in Denmark
ISBN 978-3-426-79806-5

5 4 3 2 1

Inhalt

Für Sabine

Eines Tages besucht ein Hund den Tempel der tausend Spiegel. Er steigt die hohen Stufen hinauf, betritt den Tempel, schaut in die tausend Spiegel, sieht tausend Hunde, bekommt Angst und knurrt. Mit gekniffenem Schwanz verlässt er den Tempel in dem Bewusstsein: die Welt ist voller böser Hunde. Kurze Zeit später kommt ein anderer Hund in den gleichen Tempel. Auch er steigt die Stufen empor, geht durch die Tür und betritt den Tempel der tausend Spiegel. Er sieht in den Spiegeln tausend andere Hunde, freut sich darüber und wedelt mit dem Schwanz. Tausend Hunde freuen sich mit ihm und wedeln zurück. Dieser Hund verlässt den Tempel in dem Bewusstsein: Die Welt ist voller freundlicher Hunde.

(Weisheit aus Indien)

Vorwort

Schön, dass Sie dieses Buch in die Hand genommen haben. Herzlich willkommen!
In diesem Buch ist eine Vielzahl von Tipps zusammengestellt, die Sie auf Ihrem Weg, Nichtraucher zu werden, wirkungsvoll unterstützen sollen. Der ultimative Tipp wäre natürlich: Drücken Sie die letzte Zigarette Ihres Lebens aus und freuen Sie sich darüber. Leider ist es nun doch nicht ganz so einfach, wobei Sie es später einmal, wenn Sie lange genug Nichtraucher sind, als ähnlich simpel begreifen werden. Bis dahin müssen Sie aber noch einen Weg zurücklegen.

Ich will nicht sagen, dass es ein schwieriger Weg sein wird, aber Sie müssen sich über einige Dinge im Klaren sein.

Sicherlich haben Sie schon von dem einen oder anderen einen Rat bekommen, wie man das Rauchen am besten beenden kann. In diesem Fall werden Sie vermutlich von meinen Tipps sehr überrascht sein. Sie entsprechen nämlich häufig dem genauen Gegenteil der herrschenden Meinung bzw. der Expertenmeinungen. Umso mehr bin ich jedoch davon überzeugt, dass Ihnen dieses Buch wirkungsvoll helfen wird, Ihren Wunsch, für immer Nichtraucher zu werden, in die Tat umzusetzen. Glauben Sie mir, in Wahrheit ist es tatsächlich nicht schwer, wenn man mit der richtigen Sichtweise und dem geeigneten Wissen an die Sache herangeht.

In drei Phasen Nichtraucher

Grob gesagt, kann man drei Phasen unterscheiden, die Sie durchlaufen müssen, um für immer Nichtraucher zu werden und zu bleiben. Die erste Phase ist die Findungsphase, während deren Sie sich langsam mit dem Gedanken (erneut) vertraut machen, es (wieder einmal) zu versuchen. Sie sind noch nicht voll motiviert, mit dem Rauchen aufzuhören, aber Sie machen sich langsam mit dem Thema vertraut und holen erste Informationen ein. Das Gefährliche in dieser Zeit ist, dass Sie vor allem durch Ihr Unterbewusstsein negativ manipuliert werden, ohne dies bewusst mit dem Verstand zu registrieren.
Meine Tipps sollen Ihnen daher vor allem helfen, diese Zeit mit hundertprozentiger Motivation abzuschließen und die zweite Phase »Nichtraucher werden« anzugehen. In dieser Phase brauchen Sie vor allem Ratschläge, die Ihnen helfen, Ihre Ängste vor dem Nichtrauchen zu überwinden, genauso aber auch Tipps, die Sie zielgerichtet zur Entscheidung führen.

Die dritte und letzte Phase dauert hoffentlich am längsten an. Hier erhalten Sie Tipps, die Ihnen helfen, Nichtraucher zu bleiben. In den vielen Jahren, seitdem ich mich mit der Raucherentwöhnung beschäftige, habe ich immer wieder erlebt, dass sich viele Neu-Nichtraucher sehr schnell verunsichern lassen.
Der vorliegende Ratgeber soll Sie also ab heute Ihr gesamtes restliches Leben begleiten. Die Tipps, die Sie in diesem Buch vorfinden, können Sie zu jeder Zeit immer wieder nachlesen, je nachdem, in welcher Phase Sie sich gerade befinden. Möglicherweise benötigen Sie zusätzliche Informationen, oder Sie wollen manche Sachverhalte vertiefen. Hier empfehle ich Ihnen, sich anhand der Literaturliste am Schluss das eine oder andere Buch auszusuchen, das Ihnen geeignet erscheint.
Und nun wünsche ich Ihnen viel Spaß beim Lesen und viele neue Erkenntnisse.

Stefan Back

STOP

DIE FINDUNGSPHASE

Die Findungsphase beginnt beim ersten, meist flüchtigen Gedanken: »Ich glaube, ich sollte doch irgendwann aufhören«, und endet mit dem Ziel: »Jetzt will ich es ernsthaft versuchen.« Während dieser Phase nehmen Sie bewusst, aber vor allem auch unbewusst, viele Informationen auf, die Sie in Ihrem Ziel, Nichtraucher zu werden, enorm nach hinten werfen. Viele Raucher schaffen es daher nicht, aus dieser Phase überhaupt herauszukommen. Es bleibt beim ersten schwachen Vorsatz, dass es eben besser wäre, »irgendwann« aufzuhören. Damit Ihnen das nicht passiert, sollten Sie die Tipps 1–14 befolgen.

> Kein normaler Raucher würde »einfach so« von heute auf morgen aufhören.

Der Weg ist das Ziel

Ich halte mich für recht kompetent, wenn es darum geht, Ihnen Tipps über das »Rauchen aufhören« zu geben, schließlich habe ich zweiundzwanzig Jahre lang stark geraucht. Eine Schachtel pro Tag war es immer, meistens eher zwei. In meiner Raucherwelt nahm ich nicht einmal richtig Notiz davon, als meine damalige Partnerin und heutige Frau eine Zeitlang nicht mehr rauchte. Im Gegenteil, ich erklärte ihr, dass ich mich deshalb nicht einschränken wollte oder gar in Erwägung ziehen würde, aus Solidarität ebenfalls aufzuhören. Das war für mich völlig ausgeschlossen.

Jeder kann es schaffen

Inzwischen bin ich aufgewacht, denn am 29.9.1999 rauchte ich meine letzte Zigarette. Bis es jedoch so weit war, dachte ich, wie fast alle Raucher, dass es unheimlich schwer sei, mit dem Rauchen aufzuhören, und man »ewig« leiden müsste. Ich ging immer davon aus, dass ich »irgendwie« anders bin als die vielen anderen Ex-Raucher, die »es« vor mir geschafft haben. Für mich war klar, dass ich nie ohne Zigaretten würde leben können, geschweige denn, dass ich gut leben würde. Nach zweiundzwanzig Jahren als Raucher hatte ich die Hoffnung schon fast aufgegeben, jemals vom Glimmstengel wegzukommen.

> »Nicht, weil es schwer ist, wagen wir es nicht, sondern weil wir es nicht wagen, ist es schwer.«
>
> *Lucius Annaeus Seneca*

Dann aber geschah etwas Phantastisches. Innerhalb von Sekunden wurde ich Nichtraucher. Es hatte

»Klick« gemacht, und ich war frei! Ich hatte es geschafft und mich also die ganzen Jahre geirrt. Und wie ich mich geirrt hatte! Heute weiß ich, dass es wirklich JEDER RAUCHER schaffen kann. Und nicht nur das, ich weiß vor allem, wie viel besser das Leben als Nichtraucher ist. Es ist allein eine Frage der richtigen Einstellung und Ihrer Sichtweise dem Rauchen gegenüber, mehr nicht.

Tipp 1 Lassen Sie sich niemals entmutigen, denn es gibt keinen hoffnungslosen Raucher. Er existiert allein in Ihren Gedanken und ist pure Illusion. Jeder kann es schaffen, man muss nur an sich glauben!

Überprüfen Sie Ihre Motivation

Motivation ist definiert als »eine aktivierte Verhaltensbereitschaft einer Person im Hinblick auf die Erreichung bestimmter Ziele«. Wie hoch ist also Ihre Bereitschaft, das Ziel »Nichtraucher« in die Tat umzusetzen? Keine Sorge, wenn Sie noch nicht sehr motiviert sind. In diesem Fall ist dieses Buch genau richtig für Sie, denn Motivation fliegt einem nicht einfach so zu. Man sammelt Informationen, überlegt, diskutiert und ist vielleicht dann am Ende der Entscheidung Feuer und Flamme. Sammeln Sie also weitere Anregungen. Auch bei Ihnen wird es »Klick« machen.

Jede Entscheidung hat ihre Vorlaufzeit

Bei der Beendigung einer Sucht, so auch beim Rauchen, ist die Vorlaufzeit bis zum wirklichen Rauchstopp meistens sehr lange. Wir sprechen eher von Jahrzehnten als von Jahren. Leider! Jedenfalls jeder, der mit dem Rauchen aufhört, tut das nicht aus heiterem Himmel. Der Leidensdruck hat sich unmerklich über Jahre aufgebaut.

Tipp 2 Lassen Sie sich nicht verunsichern, wenn Sie hören, dass ein Raucher »einfach so« von heute auf morgen aufgehört hat zu rauchen. Es ging immer eine Vorgeschichte voraus, so wie bei Ihnen.

Wie steht es um Ihre aktuelle Motivation? Sind Sie fest entschlossen, das Rauchen demnächst zu beenden? Oder wollen Sie sich nur einmal informieren, aber sind noch unentschlossen? In diesem Fall sollten Sie überlegen, welche Gründe hinter Ihrer Unentschlossenheit stecken könnten.

Vermutlich denken Sie: »Ich genieße die Zigarette zum Frühstück/Kaffee/nach dem Essen, sie hilft mir, wenn ich im Stress bin, es ist gemütlich, ich entspanne mich dabei, ich kann Ärger damit besser verdauen, es ist gesellig usw. Und dennoch hat sich auch bei Ihnen, ganz hinten im Kopf, eine leise Stimme gemel-

det, die Ihnen zuflüstert: »Lass es sein, es tut dir nicht gut.« Abends pfeifen die Bronchien, morgens husten Sie sich aus – wieder meldet sich diese Stimme. Diesen Vorgang nennt man auch schlechtes Gewissen, die Fassade des glücklichen Rauchers bröckelt immer mehr.
Diese Stimme ist unangenehm und wird immer lauter. »Die Stimme nervt«, denken Sie. Und schon sind Sie dabei, mal wieder alles zu verdrängen, rauchen zur »Beruhigung« eine und bleiben Ihren Zigaretten treu.

Tipp 3 Verlassen Sie sich ruhig auf Ihr Bauchgefühl. Hören Sie mehr auf Ihre innere Stimme. Sie will nur Ihr Bestes und irrt sich nur sehr selten.

Überdenken Sie Ihre Lebensphilosophie

Viele Raucher schaffen es zwar, für eine kurzfristige Zeit auf den Glimmstengel zu verzichten, werden aber früher oder später wieder rückfällig. Hierfür gibt es viele Gründe. Ein wichtiger Grund ist, dass den meisten aufhörwilligen Rauchern die geeignete Lebensphilosophie fehlt. Sie wollen endlich mit dem Rauchen aufhören, meist aus gesundheitlichen Gründen, aber ansonsten möchten Sie so (ungesund) weiterleben wie bisher.

Tun Sie etwas für Ihre Gesundheit

Entwickeln Sie also eine Sensibilität für gesundes Leben. Verbessern Sie Ihre Lebensweise als künftiger Nichtraucher grundlegend. Treiben Sie, zum Beispiel, wieder mehr Sport, trinken Sie keinen oder weniger Alkohol, achten Sie auf Ihre Ernährung, schlafen Sie ausreichend, trinken Sie viel Wasser usw. Sie werden dadurch nicht nur Ihre Gesundheit gravierend verbessern, sondern sich darüber hinaus wesentlich leichter tun, die letzte Zigarette für immer auszudrücken.

Versuchen Sie einen Bezug zu Ihrem Körper zu bekommen, lernen Sie ihn lieben. Machen Sie sich jeden Tag bewusst, wie viel Glück Sie hatten, dass Sie gesund geboren wurden. Denken Sie nur einmal, wie schwer sich Ihr Körper mit all den Giften tut, die Sie ihm jeden Tag verabreichen. Das ist nicht fair, und dennoch macht Ihr Körper das schon Jahre oder gar Jahrzehnte mit. Aber wie lange noch?

> »Man soll die Dinge so nehmen, wie sie kommen. Aber man sollte auch dafür sorgen, dass die Dinge so kommen, wie man sie nehmen möchte.« *Curt Goetz*

Neben den vorhin aufgezählten Punkten spielt das Nichtrauchen eine wesentliche Rolle. Sie erhöhen dadurch Ihre Chancen enorm, noch viele Jahre gesund zu leben. Natürlich gibt es keine hundertprozentige Garantie auf lebenslange Gesundheit. Das Entscheidende aber ist doch, dass Sie sich selbst nicht die Schuld geben müssen, sollten Sie dennoch ernsthaft erkranken. Sie könnten nach wie vor in den Spiegel schauen, denn Sie hätten Ihr Bestes gegeben. Das war für mich der entscheidende Punkt, dass es mir so leichtfiel, Nichtraucher zu bleiben und ab diesem Zeitpunkt wesentlich mehr für meine Gesundheit zu tun. Oder anders formuliert: Die innere Stimme nervt nicht mehr.

Tipp 4 Sie tun sich wesentlich leichter, mit dem Rauchen dauerhaft aufzuhören, wenn Sie sich auf ein insgesamt gesünderes und besseres Leben ausrichten. Seien Sie jeden Tag dankbar, dass Sie gesund geboren wurden.

Rauchen ist eine Erfindung des Menschen

Die Ausrichtung Ihres Lebens auf Gesundheit ist naturgegeben. Sie wurden als Nichtraucher geboren, schlank noch dazu. Das ist Ihre wahre Natur. Auch im Kindergarten oder in der Grundschule kamen Sie nicht auf die Idee, zu rauchen. Zigaretten gehören auch heute nicht zu Ihnen, denn sie sind nicht lebensnotwendig – im Gegenteil!

Sie werden nicht als Raucher geboren

Beobachten Sie einmal kleine Kinder, wie sie fröhlich und unbeschwert herumrennen und vor Freude in die Luft springen. Sie genießen das Leben pur, ohne Zusätze wie Drogen. Um Kinder glücklich zu machen, braucht man nur Zeit und etwas Phantasie – mehr nicht. Kinder brauchen von Natur aus keine Drogen, keine Süßigkeiten, keinen Alkohol und keinen Kaffee.

Erst mit den Jahren werden unsere Kinder auf Drogen & Co. trainiert. Und wir alle wundern uns dann, dass sie übergewichtig werden, Drogen nehmen und Flatrate-Partys veranstalten! Und bei uns Erwachsenen sieht es auch nicht viel besser aus. All diese Erscheinungen sind die Folgen unserer gesellschaftlichen Entwicklungen, nichts anderes, denn von Geburt an waren wir alle (gerade) ohne Drogen vollkommen glücklich.

Tipp 5 Nehmen Sie sich ein Beispiel an kleinen Kindern. Sie sind ohne Zigaretten, Alkohol oder sonstige Drogen glücklich. Das ist auch Ihre wahre Natur.

Sind Sie offen und ehrlich zu sich?

»Ja, ja«, denken Sie vielleicht jetzt, »alles schön und gut, aber so einfach ist das alles nicht. Ich habe schon

drei Mal erfolglos versucht aufzuhören, wurde jedes Mal rückfällig und habe stattdessen zehn Kilo zugenommen. Und all meinen Geschäftskollegen, Freunden und Bekannten ging es nicht anders.«
Das glaube ich Ihnen gerne, dennoch bitte ich Sie, sich frei zu machen von Ihrer diesbezüglichen Vergangenheit.

Legen Sie Ihre Scheuklappen ab

Offenheit und Ehrlichkeit sich selbst gegenüber sind die beiden Grundvoraussetzungen, um sein Leben in eine bessere Richtung zu verändern. Wenn Sie mit Scheuklappen durch die Welt laufen und sich diese auch noch schönreden, wie sollten Sie dann motiviert sein, etwas zu ändern?

> »Ehrlichkeit ist gegenüber dem Feind ein Kann, gegenüber dem Freund ein Soll, gegenüber sich selbst ein Muss.« *Philip Rosenthal*

Stellen Sie sich vor, Ihr Arzt hat Ihnen gerade mitgeteilt, dass Sie Lungenkrebs im Endstadium haben. Mit Glück erleben Sie vielleicht noch Ihren nächsten Geburtstag. Einen Tag später hören Sie zufällig von einem Freund, dass es in Indien einen Heiler gibt, der bei Lungenkrebs eine 99-prozentige Erfolgsquote aufweisen kann. Fahren Sie zu ihm hin? Falls nicht, so sind Sie aber dennoch offen für solche Informationen. Bevor Sie die schlimme Diagnose erhielten, hätten Sie vermutlich entweder darüber gelacht oder sich desinteressiert wichtigeren Dingen zugewandt. Was hat sich verändert? Es ist Ihr Leidensdruck, der im Beispiel des unheilbaren Lungenkrebses die Einhundert-Prozent-Marke erreicht hat. Daher versuchen Sie alles nur Erdenkliche, Ihr Leben vielleicht doch noch zu retten.

Tipp 6 Seien Sie offen für die nachfolgenden Tipps und ehrlich zu sich selbst. Beantworten Sie sich folgende Frage: Rauche ich wirklich gerne und möchte ich bis an mein Lebensende weiter rauchen, oder möchte ich lieber aufhören?

Gehen Sie Ihren eigenen Weg

In der Gruppe von Gleichgesinnten ist es normalerweise einfacher, ein Ziel umzusetzen. Es entsteht ein positiver Gruppendruck, man kann das »Schicksal« des anderen nachvollziehen und spricht die gleiche Sprache. Und wenn einer aus der Gruppe mal einen Durchhänger hat, wird er von den anderen wieder aufgebaut. Dieser positive Gruppendruck kann bei einem homogenen Team ebenso beim »Rauchen aufhören« entstehen.

Alleine oder gemeinsam mit Gleichgesinnten

Von Vorteil ist auf jeden Fall, wenn Sie mit Ihrem rauchenden Partner aufhören. Oder auch mit ein paar Freunden, denn das würde vor allem auch später die Verbindung vereinfachen. Achten Sie aber darauf, dass die Gruppe, mit der Sie aufhören möchten, nicht zu groß wird. Ansonsten besteht die Gefahr, dass sie zu wenig homogen ist und zu viele aus der Gruppe Probleme bekommen, die einen negativen Einfluss auf die Motivation ausüben.

Wenn Sie niemanden finden, der mit Ihnen aufhören möchte, können Sie Ihr Vorhaben auch alleine umsetzen. Sind Sie motiviert, spielt es keine Rolle, ob Sie alleine starten oder in der Gruppe. Ich selbst habe alleine aufgehört, es war kein Problem. Allerdings war ich mir sicher, dass meine Frau folgen würde.

Tipp 7 Versuchen Sie gemeinsam mit anderen das Rauchen zu beenden, denn in der Gruppe fällt es oft leichter und gibt zusätzliche Motivation. Achten Sie aber darauf, dass die Gruppe nicht zu groß ist. Gehen Sie Ihren eigenen Weg, wenn Sie niemanden finden. Sie werden es auch so schaffen!

Informieren Sie sich ganz bewusst

Immer, wenn Sie ein bestimmtes Ziel verfolgen, informieren Sie sich vorher, damit Sie das Optimale herausholen. Das gilt für einen simplen Autokauf genauso wie für das Beenden Ihrer Rauchsucht. Der einzige Unterschied ist, dass der Kauf eines ungeeigneten Autos zwar ärgerlich ist und vielleicht ein paar tausend Euro kostet, aber lange nicht so gravierende Auswirkungen hat, als wenn Sie weiter rauchen und/oder rückfällig werden, nur weil Sie sich falsch informiert haben. Im Falle des Autokaufs tauschen Sie Ihr untaugliches Fahrzeug gegen ein (hoffentlich) besseres ein, im Falle der Rauchsucht ruinieren Sie Ihren Körper und verrauchen im schlechtesten Fall den Wert eines Einfamilienhauses noch dazu.

Vermeiden Sie allzu viele Horrorgeschichten

Ich kann Ihnen daher nur eindringlich raten, sich viel Zeit zu nehmen und sich intensiv zu informieren, denn es steht nicht weniger als Ihr Leben auf dem Spiel. Ich rate Ihnen aber genauso dringend, immer Ihren gesunden Menschenverstand walten zu lassen, denn ich kenne kein anderes Gebiet mit so vielen Falschaussagen und Halbwahrheiten, wie es bei der Raucherentwöhnung der Fall ist. Dies gilt insbesondere für alle Medien, wie Fernsehen, Illustrierte oder auch dem Internet und entsprechende Foren.

Tipp 8 Unterscheiden Sie Halbwahrheiten und Falschaussagen von gut recherchierten Fakten. Setzen Sie Ihren gesunden Menschenverstand ein. Holen Sie sich möglichst viele Informationen, beispielsweise durch die genannten Bücher in der Literaturliste. Diese Bücher können Ihnen helfen, Ihre Ängste abzubauen.

Die Mehrheit kann sich auch irren

Wenn Sie sich über das Rauchenaufhören informieren, werden Sie immer wieder auf dieselben Aussagen stoßen: Sie müssen mit schlimmen Entzugserscheinungen rechnen, Ihr Gewicht wird in die Höhe schnellen, es wird ein großer Kampf werden, Sie werden nie wissen, ob Sie nicht doch wieder rückfällig werden, usw.

Bilden Sie sich Ihre eigene Meinung

Lassen Sie sich dadurch nicht täuschen, auch wenn es der herrschenden Meinung in unserer Gesellschaft entspricht und Sie fast nichts anderes hören werden – bis auf dieses Buch und einige andere Ausnahmen. Aber warum sollte die Mehrheit immer recht haben? Ist es nicht eher so, dass die meisten Menschen der Meinung der Masse vertrauen und diese einfach nur übernehmen? Und wird daher die Meinung der

Mehrheit nicht ganz automatisch immer noch größer? War nicht auch Ihr bisheriges Motto: »Wenn 90 Prozent dieses oder jenes behaupten, wird es schon stimmen.« Sie vertrauten den Aussagen in den Medien und vor allem der Experten zur Raucherentwöhnung – der Hauptgrund, dass Sie immer noch rauchen und sich im Kreis drehen!

Sie sollten also in Erwägung ziehen, dass sich die Mehrheit auch, oder gerade beim Rauchen, täuschen könnte. Ich habe in den letzten Jahren übrigens oft beobachtet, dass insbesondere die Menschen, die von einer Mehrheit zu einer Minderheit gewechselt sind, sich das sehr genau überlegt und sich vorher gut informiert haben. Sie vertraten ihren Standpunkt fast immer wesentlich intensiver als die Masse.

Tipp 9 **»Unser Kopf ist rund, damit das Denken die Richtung wechseln kann.« (Francis Picabia) Bilden Sie sich Ihre eigene Meinung. Lassen Sie sich nicht von der herrschenden negativen Meinung beeinflussen.**

Bei vielen klappt die Rauchentwöhnung ohne Probleme

Ja, es stimmt, die Mehrheit der Raucher, die aufhören, hat tatsächlich Entzugserscheinungen, nimmt an Gewicht zu und wird rückfällig. Kein Wunder, es wurde ihnen ja auch vorher zig Mal vorhergesagt. Das nennt man in der Psychologie »selbsterfüllende Prophezeiung«, eine Vorhersage, die sich erfüllt, nur weil sie von sozialen Akteuren geäußert und von anderen aufgenommen wurde. Eine kühne Behauptung, aber mit logischem Menschenverstand nachvollziehbar. Nehmen wir einmal an, dass 99 Prozent aller Neu-Nichtraucher Entzugserscheinungen hätten und lediglich 1 Prozent der Neu-Nichtraucher nicht. Das wäre dann doch der Beweis, dass es möglich ist, völlig ohne Entzugserscheinungen aufzuhören. Selbst wenn es nur einem einzigen Raucher gelungen wäre, ohne jeglichen Entzug, Gewichtszunahme oder sonstige Probleme das Rauchen zu beenden, wäre es grundsätzlich möglich.

Es ist wichtig, an seinen Erfolg zu glauben und sich nicht von den Misserfolgen anderer anstecken zu lassen.

Die »stillen Nichtraucher« fallen kaum auf

Aber ich kann Ihnen versichern, ich kenne inzwischen viele Raucher, denen es gelungen ist, ohne Probleme aufzuhören – ich selbst bin einer davon. Leider werden Sie von der Mehrheit der Raucher, die es nicht geschafft haben, übertönt. Diese Raucher sind natürlich frustriert und müssen sich Luft machen und ihre Enttäuschung weitererzählen. Im Gegensatz zu den »stillen Nichtrauchern«, die sich einfach nur freuen, wenn sie nicht mehr rauchen müssen. Merkwürdig ist nur, dass sich auch die Experten kaum für diese »stillen Nichtraucher« interessieren und nachfragen, warum sie keine Probleme mit dem Aufhören hatten.

Tipp 10 Orientieren Sie sich an den Nichtrauchern, die problemlos das Rauchen beendet haben. Davon gibt es mehr, als Sie denken. Hinterfragen Sie die Gründe dafür. Ich selbst bin ein solches Beispiel und mit vielen anderen der Beweis, dass es möglich ist.

Wie Ihr Unterbewusstsein beeinflusst wird

Viele Informationen können Sie bewusst aufnehmen, aber die weitaus meisten Informationen werden Ihnen klammheimlich untergejubelt. Ihr Unterbewusstsein ist ein sehr dankbarer Abnehmer und sammelt alle brauchbaren Informationen, leider aber auch alle unbrauchbaren.

Sie neigen nicht zur Sucht

Eines dieser unterschwelligen Gerüchte, welches permanent die Runde macht, heißt: »Sie neigen zur

Sucht.« Man glaubt diese Behauptung nur zu gerne, denn, wenn die Eltern und Großeltern und die meisten anderen Verwandten geraucht haben, liegt es doch nahe, dass eine erbliche Belastung vorliegt. Seltsam nur, dass vor achtzig Jahren in der Familie noch kein genetischer Zigarettendefekt vorlag, denn zu dieser Zeit wurde in ganz Europa noch kaum geraucht. Dies nahm erst überhand, als nach dem Zweiten Weltkrieg Zigaretten in Massenproduktion millionenfach gefertigt und mit riesigem Werbeaufwand unter die Bevölkerung gebracht wurden.

Rauchen ist etwas »Erlerntes«

Kein Wunder also, dass immer mehr geraucht wurde. Viele Kinder nahmen sich einfach nur an ihren Eltern ein schlechtes Beispiel und fingen ebenfalls mit dem Rauchen an. Das ist ein simpler Nachahmungstrieb, nicht mehr, aber auch nicht weniger. Mit einer Suchtneigung hat das nichts zu tun, wie auch zahlreiche Studien bestätigen, die den Einfluss des elterlichen Tabakkonsums auf ihre Kinder nachweisen.

> »Wenn Sie Ihren Kindern unbedingt etwas geben wollen, dann geben Sie ihnen ein gutes Beispiel.«
>
> *Pearl S. Buck*

Eine schweizerische Umfrage aus dem Jahr 2006 zum Tabakkonsum bei 1000 Jugendlichen zwischen 14 und 19 Jahren ergab folgendes Ergebnis: Sind beide Eltern Nichtraucher, so liegt der Anteil der rauchenden Jugendlichen bei 22 Prozent; rauchen beide Elternteile, so steigt dieser Anteil auf 41 Prozent.

Orientierung an falschen Vorbildern

Alle Kinder und Jugendlichen, die mit dem Rauchen anfangen, ahmen nur ihre rauchenden Vorbilder nach (Eltern, Freunde, Popstars, Sportler etc.). Wir alle rauchen nur deshalb, weil es irgendwann einmal in der Geschichte jemanden gab, der auf die verrückte Idee kam, damit anzufangen.
Daher besteht bei niemandem auf der Welt eine besondere Neigung zum Rauchen. Im Gegenteil, erinnern Sie sich noch an Tipp 5? Sie wurden als schlanker Nichtraucher geboren, das alleine ist Ihre wahre Natur.

Tipp 11 Lassen Sie sich niemals einreden, dass Sie zur Sucht neigen würden, das ist Unsinn. Kein Mensch wird süchtig geboren, sondern »nur« süchtig gemacht. Und dann werden alle Anstrengungen unternommen, dass Sie auch wirklich in Ihrer Sucht gefangen bleiben!

Achtung Werbung!

Die Tabakindustrie ist inzwischen gezwungen, wesentlich schlauer vorzugehen als noch vor zehn oder zwanzig Jahren. Ich meine in diesem Zusammenhang weniger den Marlboro-Cowboy (jeder weiß ja inzwischen, dass er selbst Lungenkrebs bekam und dann gegen das Rauchen eintrat) oder das HB-Männchen (1957 bis 1984).

Zigarettenwerbung ist heute subtiler geworden

Das ist die offizielle Werbung, welche die Zigarette als Inbegriff von »Freiheit«, »Problemlösung« und »Entspannung« verkaufte. Das allein würde jedoch heute nicht mehr genügen. Also muss »inoffiziell« geworben werden. Der Grund liegt darin, dass die negativen Einflüsse des Rauchens inzwischen viel mehr in der Gesellschaft diskutiert werden und ebenso bekannt wie anerkannt sind. Da reicht es nicht mehr aus, dem Raucher nur den lassoschwingenden Cowboy in der freien Natur zu präsentieren, sondern man bedient sich zunehmend Fernsehkrimis, Serien, Unterhaltungsfilmen, Gesundheitssendungen (wie schwer es doch ist, das Rauchen »aufzugeben«) usw.

Schauen Sie genau hin!

In den Medien, vor allem im Fernsehen, werden Ihnen die gleichen positiven Botschaften wie eh und je vermittelt, nur wesentlich subtiler und schwerer zu durchschauen: Rauchen macht nicht so krank wie angenommen, Rauchen hilft gegen Stress, bei Langeweile, es hilft, sich besser zu konzentrieren, bei Ärger usw. Hierzu gibt es auch heute noch genügend Beispiele, denn in den letzten 40 Jahren, als zum Beispiel noch »Der Kommissar«, verkörpert durch Erik Ode, Kette rauchend Gauner jagte, hat sich praktisch nichts verändert. Da gibt es immer noch den nervösen Verdächtigen, der verhört wird und sich mit zittriger Hand die Zigarette anzündet, oder das Liebespaar, das sich »genüsslich« die Zigarette danach anzündet, usw.

Versprechungen lösen sich in Rauch auf

Richtig interessant wird es aber erst dann, wenn Ihnen gleichzeitig mehrere Botschaften in einer Sendung übermittelt werden, indem die Pharmaindustrie eine perfekte Symbiose mit der Tabakindustrie eingeht. Dann nämlich bekommt z. B. ein ehemaliger Raucher, der an einem Lungenemphysem erkrankt ist, plötzlich wieder Hoffnung, durch ein neues Medikament vielleicht doch noch gesund zu

> Bei einem Lungenemphysem werden die Lungenbläschen zerstört – die Raucherkrankheit schlechthin.

werden. Und am Schluss der Sendung wird sogar herausgefunden, dass der Patient überhaupt nicht aufgrund des Rauchens erkrankt ist, sondern es sich um ein fehlendes Enzym handelte, welches die Ursache seiner Lungenzerstörung ist. Verschwiegen wird dabei natürlich, dass dies die absolute Ausnahme ist, denn nur 1 bis 2 Prozent (ca. 6000 Fälle) erkranken durch das fehlende Enzym, während 98 bis 99 Prozent (in Deutschland 580000 Fälle) aufgrund des Rauchens ein Lungenemphysem bekommen. Außerdem ist es medizinisch bis heute unumstritten, dass ein Lungenemphysem nicht heilbar ist, was ja auch nur allzu logisch ist, denn kaputte Lungenbläschen sind eben nicht mehr wiederherstellbar.

Rauchende Vorbilder

Ein perfekter Werbespot wurde der Tabakindustrie während des EM-Viertelfinalspiels Deutschland gegen Portugal im Juni 2008 zugespielt, als sich der gesperrte deutsche Bundestrainer Jogi Löw während des Spiels in der VIP-Lounge des Wiener Ernst-Happel-Stadions eine Zigarette vor einem Millionenpublikum anzündete! Ein besseres »Vorbild« und eine effektivere Tabakwerbung kann sich niemand vorstellen, zumal sich Jogi Löw im anschließenden Interview auch noch als bekennender »Genussraucher« outete.

Sie können sich vorstellen, wie Sie (der zuschauende Raucher) aufs Glatteis geführt werden: »Rauchen entspannt und baut Stress ab, es ist ein Genussmittel. Sie sind dadurch genauso leistungsfähig und sportlich, und das Rauchen ist nicht so schlimm, wie immer behauptet wird. Das alles sind nur kleine Beispiele aus einer riesigen Palette. Als Raucher speichern Sie in Ihrem Unterbewusstsein jedoch das komplette Repertoire – und rauchen scheinbar beruhigter weiter.

Tipp 12 Achten Sie ganz genau auf versteckte Informationen der Tabak- und Pharmaindustrie. Es geht dabei nicht nur um »offizielle« Tabakwerbung, sondern vor allem um subtile Informationen in TV-Sendungen oder in Illustrierten. Fallen Sie nicht darauf herein. Es wird Ihnen ein falsches Bild von Profis verkauft, die daran verdienen. Die Darsteller selbst sind meist Nichtraucher.

Über den Tellerrand schauen

»Ach was«, denken Sie, »mich wird es schon nicht treffen. Ich kenne so viele Raucher, die alle voll im Leben stehen, beruflich gefordert sind, Familien haben, sportlich sind und kerngesund dazu.« Das glaube ich Ihnen aufs Wort.

Wir sehen nur das, was wir sehen wollen

Es ist kein Wunder, dass Sie nur diese Sorte von Rauchern kennen, denn die anderen befinden sich außerhalb Ihres Sichtfeldes. Wann waren Sie das letzte Mal in der Lungenfachklinik? Wann im Krankenhaus in der Onkologie? Wann in einer Reha-Klinik? Und was ist mit den ganzen Kranken, die an Ihnen vorübergehen? Auf deren Stirn steht nicht geschrieben: »Ich habe Lungenkrebs.« Und was ist mit den Rauchern, die still und heimlich zu Hause leben müssen, mit Sauerstoffschläuchen in der Nase, und kaum noch auf die Straße gehen können? Diese Raucher sehen Sie nicht.

In der Fachsprache nennt man dieses Phänomen »selektive Wahrnehmung«. Jeder, auch ich, nimmt nur einen Ausschnitt seiner kleinen Welt wahr, vor allem aber nimmt er nur das wahr, was er sehen möchte. Sie kennen dieses Phänomen auch, wenn Sie zum Beispiel ein neues Auto gekauft haben. Plötzlich sind die Straßen voll davon, vorher haben Sie das gar nicht

Tipp 13 Schauen Sie über den Tellerrand hinaus und bedenken Sie, dass Sie viele Raucher, die krank sind, nicht wahrnehmen bzw. nicht wahrnehmen wollen. Vielen »kranken« Rauchern begegnen Sie täglich, ohne es wirklich zu bemerken.

bemerkt. »Oder haben sich nur alle Autofahrer gleichzeitig das gleiche Auto gekauft?«, fragen Sie sich.

Die achtzigjährigen Raucher

Ja, unser Alt-Bundeskanzler Helmut Schmidt – die Werbe-Ikone der Tabakindustrie schlechthin. Er ist nun neunzig Jahre alt, lässt sich aber das Rauchen auch vor laufenden Kameras nicht verbieten. Immer wieder sorgt er für Aufsehen, eine bessere und dazu kostenlose Tabakwerbung könnte kein Tabakkonzern erfinden. Aber das Beste daran ist, dass in diesem Fall nicht der Werbeträger von der Industrie bezahlt wird, sondern umgekehrt. Helmut Schmidt hat der Tabakindustrie inzwischen sicherlich ein hochwertiges Einfamilienhaus geschenkt – ohne das Einfamilienhaus für seine Frau gerechnet, die ebenfalls Kette raucht.

Welche Lebensqualität hat ein Raucher im Gegensatz zu einem Nichtraucher?

Ja, Sie haben recht, es gibt sie wirklich in unserer Gesellschaft, die achtzigjährigen Raucher. Weiß der Himmel, wie manche Raucher tatsächlich Jahrzehnte ohne offensichtliche Probleme überstehen. Aber wie ist wohl das Verhältnis der achtzigjährigen Raucher zu den achtzigjährigen Nichtrauchern? Und wenn ein Raucher tatsächlich mal neunzig Jahre alt wird, wäre er ohne seine Sucht vermutlich einer der gesunden Hundertjährigen geworden.

> »Es kommt nicht darauf an, dem Leben mehr Jahre zu geben, sondern den Jahren mehr Leben zu geben.«
>
> *Alexis Carrel*

Es kommt also nicht nur auf Ihr Lebensalter an, sondern vor allem auf Ihre Lebensqualität. Es ist ganz entscheidend, wie gut Sie leben und wie glücklich Sie damit sind.

Sind Raucher wirklich die glücklicheren Menschen?

Aber hat einem das Rauchen wirklich ein besseres Leben beschert? Ist es nicht so, dass auch Helmut Schmidt eigentlich gar nichts von seiner Raucherei gehabt hat? Genießt er wirklich seine Zigaretten, oder ist auch er einfach nur süchtig geworden und hat den Ausweg nicht mehr gefunden? So, wie Millionen anderer Raucher auch oder andere prominente Rauchopfer, wie zum Beispiel Diether Krebs oder Rudi Carrell? Sie sind beide an Krebs gestorben. Ist es nicht viel besser, wenn man nicht ständig seine Gesundheit bedroht sieht? Bezahlt jemand tatsächlich freiwillig und in voller Absicht ein Einfamilienhaus, das sich in Luft aufgelöst hat und dessen Reste davon in der Lunge kleben?

Tipp 14 Bleiben Sie gelassen, wenn Sie von einem achtzigjährigen Raucher hören oder ihm begegnen. Egal, wie alt er wird, er wäre vermutlich zehn Jahre älter geworden, wenn er nicht geraucht hätte. Und besser gelebt hat er erst recht nicht, im Gegenteil, ohne Zigaretten hätte er ein glücklicheres Leben gehabt.

Sind Sie motiviert, vom Rauchen loszukommen? Ich habe erfreuliche Nachrichten für Sie. Wenn Sie die nächsten Tipps lesen, werden Sie Ihre großen Ängste verlieren, die Sie alleine beim Gedanken ans Aufhören befallen.

Ihre Ängste verlieren

Eine Gruppe von Rauchern tut sich besonders schwer, das Rauchen ein für alle Mal zu lassen. Es sind langjährige und meist starke Raucher, die bereits mehrere Versuche hinter sich gebracht haben und sich immer mehr im Netz der Rauchfalle verfangen. Es ist wie mit einem Fisch, der im Netz zappelt. Je mehr er zappelt, umso mehr verheddert er sich weiter in den Maschen.

Versuchen Sie locker zu bleiben

So ergeht es auch diesen Rauchern. Sie versuchen mit aller Gewalt das Gefühl der Freiheit, das sie vielleicht schon einmal erlebt hatten, wieder zu erlangen. Sie können nicht verstehen, dass sie rückfällig wurden. Noch viel weniger begreifen sie, dass sie es nicht erneut schaffen, einfach nicht mehr zu rauchen. Es sind

richtiggehende Zwangsgedanken, die diese Raucher oft bis an ihr Lebensende verfolgen.
Auch wenn oft behauptet wird, dass die »Nikotinsucht« (in Wahrheit ist es eine Rauchsucht) die genialste Falle der Welt sei, so stimmt auch diese Aussage nicht. In Wirklichkeit ist jede Sucht völlig banal, sie wird nur durch uns alle zu einem komplizierten Ungeheuer gemacht. Wir alle haben dieses Monster erfunden, und wir alle bemühen uns täglich, dass es nicht nur am Leben erhalten, sondern sogar noch mächtiger wird.

»Nicht wenige Experten sehen ihre Daseinsberechtigung darin, einen relativ einfachen Sachverhalt unendlich zu komplizieren.« *Pierre Elliott Trudeau*

Daher ist es ganz wichtig, dass Sie nicht verkrampfen und nicht zu viel in das Rauchen hineininterpretieren. Kennen Sie die Kindergeschichte von Jim Knopf? In dieser Geschichte gibt es einen Riesen, der von weitem riesengroß aussieht und immer kleiner wird, wenn er sich jemandem nähert. Tatsächlich ist er genauso groß wie ein ganz normaler Mensch. Beim Rauchen verhält es sich genauso. Je mehr Sie sich damit befassen und je länger Sie nicht mehr rauchen, umso mehr verliert die Sucht ihre Größe und ihren Schrecken.

Tipp 15 Versuchen Sie locker zu bleiben und nichts zu erzwingen. Der Trick ist, zu erkennen, dass es keinen Trick gibt. Jede Sucht an sich ist banal. Das Rauchen ist wie ein großer Luftballon, der von uns allen aufgeblasen wird.

Nichtraucher meistern ihr Leben genauso gut

Von Natur aus sind Sie Nichtraucher, der ohne Zigaretten mit seinem Leben gut zurechtkam – bis Sie eben abhängig wurden und die Zigaretten zum (Über)Leben brauchten.

Auch Rauchen mussten Sie erst lernen

Sie haben das Rauchen gelernt, jetzt nehmen Sie Anlauf, das Rauchen wieder zu verlernen. Und so paradox dies jetzt für Sie auch klingen mag: Es ist viel einfacher, das Rauchen zu verlernen, als es zu erlernen. Im ersten Fall können Sie sich passiv verhalten, Sie greifen eben nicht mehr zur Zigarettenschachtel. Im zweiten Fall müssen Sie aktiv werden. Sie holen sich die Zigarette aus der Packung, zünden sich eine an, inhalieren den Rauch und heben die Zigarette lässig, ohne sich zu verbrennen. Sie können den Rauch durch die Nase ausatmen oder Kringel blasen, und am Schluss drücken Sie den Stumpf aus oder schnippen die Kippe lässig weg.

Ohne den »treuen Freund« durchs Leben gehen?

»Aber wie soll ich künftig Stress verarbeiten, wie soll ich mich konzentrieren, was ist nach dem Essen, was ist, wenn ich gemütlich im Café sitze, einen Cappuccino trinke und keine rauchen darf?« Das alles und noch viel mehr fragen Sie sich. Die Liste ist fast unendlich lang.

Sie haben eine riesige Angst, ohne Ihren »treuen Freund« durchs Leben gehen zu müssen. Diese Angst ist jedoch absolut unbegründet, denn es sind in solchen Momenten, in denen Sie rauchen wollen, nur Gedanken ans Rauchen.

Natürlich interpretieren Sie diese Rauchimpulse anders, nämlich als den ungeheuren Drang, jetzt eine rauchen zu müssen. Das kommt daher, weil Sie darauf konditioniert sind, was bedeutet, dass in Ihrem Gehirn eine bestimmte Situation mit der Zigarette verknüpft ist.

> In Ihrem Gehirn wird ständig ein Schalter aufs Rauchen umgelegt.

Nehmen wir das Beispiel mit dem Café und dem Cappuccino. Spätestens in dem Moment, in dem Sie Ihren Cappuccino bestellen, wird in Ihrem Gehirn der Schalter umgelegt, und Sie wollen («müssen«) eine Zigarette rauchen.

Stellen Sie sich schon mal auf Ihr Nichtraucherdasein ein

Was würde passieren, wenn Sie jetzt nicht rauchen würden? Sie hätten vermutlich heftige Entzugserscheinungen, weil Sie in diesen Situationen immer geraucht haben und sich Ihr Gehirn darauf eingestellt hat. Nun müssen Sie sich mental darauf einstellen, dass Sie künftig als Nichtraucher in solchen Situationen nicht mehr rauchen werden. Lassen Sie sich überraschen, wie einfach das sein wird. Meine größte Angst vor dem Aufhören war immer die »fehlende« Zigarette nach dem Essen. Ich ging davon aus, dass ich in diesen Situationen möglicherweise ein Problem bekommen könnte. Aber genau das war nicht der Fall. Dafür wurde ich einige Male mit anderen Situationen überrascht, auf die ich weniger gefasst war. Aber auch das war nicht schlimm, es tat nicht weh!

> Sie haben gelernt, im Café eine Zigarette zum Cappuccino zu rauchen.

Immer mehr Rauchverbote begegnen Ihnen im Alltag

Übrigens: Das Prinzip »Sich darauf einstellen, nicht rauchen zu dürfen/wollen/können«, setzen Sie seit Beginn Ihrer Raucherzeit um, und es hat Sie bisher keine schlaflosen Nächte gekostet. Die zunehmenden

Rauchverbote verschärfen die Situation sogar noch weiter. Sie können inzwischen kaum noch in der Kneipe oder im Restaurant rauchen, in der Kirche sowieso nicht, genauso wenig im Flugzeug, im Kino, im Wartezimmer Ihres Arztes, auf Behörden, in Krankenhäusern, in Hotels usw. Nicht einmal, wenn Sie eine mehrstündige Prüfung absolvieren, dürfen Sie rauchen. Das bedeutet, dass Sie jetzt schon größtenteils nicht rauchen können und demnach die meiste Zeit bereits Nichtraucher sind.
Allerdings erlässt jedes Bundesland unterschiedliche Nichtraucherschutzgesetze, die sich zudem ständig wieder ändern oder zeitlich verschoben werden (siehe Bayern). Das beweist, wie sehr die Rauchsucht unser Leben immer noch dominiert, auch das unserer süchtigen Politiker. Dabei wäre doch alles so einfach, wäre da nicht die Raucherlobby.

Keine Angst vor Entzugserscheinungen

Die »schlimmen Entzugserscheinungen« sind überhaupt nicht so dramatisch, denn ansonsten würden Sie überall heftige Entzugserscheinungen erleiden. In Wahrheit aber macht Ihnen ein vierstündiger Flug in den Urlaub oder ein zweistündiger Kinofilm gar nicht so viel aus, denn Sie haben sich mental darauf vorbereitet. Nun müssen Sie sich nur noch auf weitere Rauchsituationen mental einstellen. Und vor allem darauf, nach dem Flug oder dem Kinofilm einfach nicht mehr zu rauchen. Sie werden sehen, das ist weit weniger schlimm, als Sie jetzt noch denken. Übrigens, ein weiterer Beweis für die geringen Entzugserscheinungen ist, dass Sie problemlos nachts acht Stunden durchschlafen können.

Rauchen bedeutet zusätzlichen Stress

Haben Sie als Raucher weniger Stress? Nein, im Gegenteil. Sie haben mehr Stress, nämlich den üblichen Stress eines Nichtrauchers (»Nichtraucher-Stress«), aber auch den zusätzlichen Entzugsstress eines Rauchers (»Raucher-Stress«). Wenn Sie also nun im Stress sind und eine Zigarette rauchen, vermindert sich Ihr spürbarer Gesamtstress. Sie denken daher, dass Zigaretten gegen Stress helfen, da Sie ja tatsächlich Erleichterung spüren. In Wahrheit sind Sie je-

> Die Zigarette führt Sie nur an den Ausgangspunkt zurück, den Sie bereits vorher gehabt hätten.

doch nach der gerauchten Zigarette nur genau an dem Punkt angelangt, an dem Sie schon vorher waren. Die Zigarette hat nämlich nur Ihren Raucher-Stress reduziert. Dadurch hat sich zwar der Gesamtstress kurzfristig reduziert, aber nur, weil Sie Ihren Raucher-Stress reduziert haben, den ein Nichtraucher ohnehin nicht hat. Das ist das Grundprinzip jeder Sucht. Durch die relative Verbesserung einer schlechteren Ausgangssituation haben Sie das Gefühl, dass Ihnen die Zigarette (Droge) hilft. Lassen Sie sich davon nicht länger täuschen.

Tipp 16 Stellen Sie sich mental auf die Situationen ein, in denen Sie immer geraucht haben (nach dem Essen, bei Stress etc.). Sie werden sehen, dass es dann ganz einfach wird, denn als Nichtraucher haben Sie weniger Stress, können sich besser konzentrieren und langweilen sich eher weniger. Zigaretten verbessern nur scheinbar Ihre Situation.

Entspannen Sie sich

Es gibt tausend Möglichkeiten, sich zu entspannen. Ein Buch lesen, ein heißes Bad nehmen, meditieren, Musik hören, Fahrrad fahren usw. Belohnen Sie sich immer wieder zwischendurch und gönnen Sie sich etwas Schönes. Machen Sie sich keine Gedanken, dass Sie sich als Nichtraucher nicht mehr entspannen könnten, denn bei tausend Möglichkeiten, sich zu entspannen, sind 999 davon sowohl für Sie als Raucher als auch für Sie als künftigen Nichtraucher absolut identisch. Es gibt momentan nur noch eine Entspannungsmöglichkeit mehr für Sie als Raucher – die Zigarette. Damit können (müssen) Sie sich auch entspannen, neben den anderen 999 Möglichkeiten. Aber ist es nicht schön, dass Sie als Nichtraucher die »Entspannung Zigarette« nicht mehr brauchen? Ansonsten ändert sich absolut nichts für Sie. Genießen Sie alle Möglichkeiten, sich zu verwöhnen und zu entspannen. Gönnen Sie sich, wenn möglich, lieber noch mehr, als Sie das jetzt (hoffentlich) schon tun. Vor allem genießen Sie, dass Sie künftig ohne Zigaretten alles noch viel besser genießen können.

Tipp 17 Nutzen Sie alle Möglichkeiten, sich zu entspannen. Genießen Sie das Leben, so wie bisher auch. Sie brauchen als Nichtraucher keine Zigaretten mehr, um abzuschalten. Genießen Sie das – jeden Tag.

Beenden Sie das Rauchen

Haben Sie schon einmal über Ihre Sprache nachgedacht? Unsere Sprache beeinflusst unser Denken, und unser Denken steuert unsere Sprache.

Wenn Sie das Rauchen »aufgeben« suggerieren Sie Ihrem Gehirn, dass es tatsächlich einen Verzicht geben wird. Beenden Sie doch lieber das Rauchen, ohne Verzicht und Anstrengung.

Begegnen Sie Ihrem Vorhaben mit Freude statt mit dem Gefühl von Verzicht

Schon allein die Verwendung des Begriffs »Entzugserscheinungen« verursacht die entsprechenden Symptome. Sagen Sie doch lieber »harmlose Begleiterscheinungen« dazu, denn viel mehr ist es in Wahrheit nicht. Achten Sie künftig auf die Sprache, die bewusst – oder auch unbewusst – in unserer gesamten Gesellschaft zum Thema Rauchen verwendet wird. Rauchen wird zum Beispiel als harmloses Laster bezeichnet, soll aber gleichzeitig stark abhängig machen (also doch eine Sucht?). Es wird von »Kampf« gesprochen, von Verzicht, von Genuss. Diese ganzen Informationen nehmen Sie Ihr komplettes Leben auf und verarbeiten sie entsprechend in Ihrem Gehirn. Kein Wunder, wenn Sie tatsächlich Entzug leiden und zehn Kilogramm an Gewicht zunehmen.

Auf Ihre Einstellung kommt es an

»Ich versuche das Rauchen aufzugeben. Es wird hart, aber ich werde durchhalten, auch wenn ich einige Kilogramm zunehmen werde. Aber das ist es mir wert.« Wie klingt das? Nicht gerade ermutigend, oder? Aber so oder so ähnlich sind Sie bisher ans Werk gegangen. Wäre es nicht besser, wenn Sie ab jetzt sagen würden: »Ich freue mich, denn ich werde bald endgültig aufhören zu rauchen, ohne Entzugserscheinungen, ohne an Gewicht zuzunehmen und ohne zu leiden. Ist das nicht toll? Ich bin sicher, dass ich es dieses Mal schaffen werde.« Das klingt doch schon viel besser, oder?

Tipp 18 Achten Sie auf die Sprache in unserer Gesellschaft und ändern Sie Ihre eigene Sprache. Beenden Sie das Rauchen – in Harmonie mit sich selbst, anstatt es »aufgeben« zu wollen. Vermeiden Sie alle Begriffe, die Ihnen das Aufhören erschweren, wie zum Beispiel Entzug, Gewichtszunahme oder Tabakgenuss.

Märchen I: Nikotinabhängigkeit

Nikotin ist nicht Ihr eigentliches Problem, Sie sind nicht abhängig davon. Dennoch wird Ihnen dies von der Nikotinindustrie und von fast allen Experten so verkauft. Ich bitte Sie aber auch hier, Ihren gesunden Menschenverstand einzuschalten.

Abhängigkeit bedeutet, dass Sie tatsächlich ohne eine Sache, eine Person oder ein Gift (wie zum Beispiel Nikotin) nicht leben können – oder zumindest fest daran glauben. Es gibt aber nur vier Dinge, von denen Ihr Leben tatsächlich abhängt: Sauerstoff, Wasser, Liebe und Nahrung. Das alles brauchen Sie zum Leben, niemals aber ein Pflanzengift wie Nikotin. Das Gegenteil ist der Fall, denn ohne Nikotin würden Sie wesentlich besser leben!

»Die Natur betrügt uns nie. Wir sind es immer, die wir uns selbst betrügen.« *Jean-Jacques Rousseau*

Die physiologischen Wirkungen von Nikotin sind immer gleich!

Sie sind also tatsächlich nicht abhängig von Nikotin, sondern glauben bestenfalls an eine Nikotinabhängigkeit. Das erklärt auch, warum eine Zigarette, je nach Rauchertyp und Situation, völlig unterschiedliche Wirkungen erzeugen kann, obwohl die physiologischen, toxischen und sonstige Wirkungen des reinen Nikotins auf alle Menschen gleich zutreffen. Beispielsweise erhöht sich auf die Zuführung von Nikotin Ihr Puls und Ihr Blutdruck, es kommt zu einer Abnahme des Hautwiderstandes und zu einem Absinken der Hauttemperatur. Für jeden Menschen ist Nikotin bereits ab einer Dosis von ungefähr 0,06 Gramm tödlich, auch für Sie als Raucher. Der einzige Unterschied zwischen Ihnen und einem Nichtraucher ist, dass sich Ihr Körper an die Zuführung von Nikotin inzwischen gewöhnt hat und dies besser aushält. Diese körperliche Gewöhnung hat jedoch mit einer Abhängigkeit nichts zu tun.

Die psychologischen Wirkungen einer Zigarette sind individuell

Bei Ihnen als Raucher ergeben sich also ganz verschiedene Wirkungen, wenn Sie rauchen. Einmal können Sie sich mit Zigaretten besser konzentrieren, ein anderes Mal Ihren Ärger damit verdauen, oder Sie meinen, Ihren Stress besser bewältigen zu können. Als Raucher können Sie sich offensichtlich sogar mit einer Zigarette entspannen, obwohl durch die Aufnahme des Nikotins Ihr Puls und Ihr Blutdruck steigen, also das Gegenteil einer Entspannung eintreten müsste.

> Ihr Rauchproblem können Sie also ausschließlich im Kopf lösen, da körperlich keine Abhängigkeit existiert!

Die suggerierten Wirkungen der Zigarette unterscheiden sich also ganz erheblich von den tatsächlichen Wirkungen des Nikotins. Liegt es da nicht nahe, dass es gar keine Nikotinabhängigkeit gibt und Sie ausschließlich von den illusorischen Wirkungen einer Zigarette abhängig sind, je nach Bedarf? Das würde auch erklären, warum viele Ex-Raucher auch noch Monate und Jahre später, nachdem ihr Körper längst frei von Nikotin ist, rückfällig werden.

Nikotin baut sich schnell wieder ab

Bedenken Sie: Nikotin baut sich im Blut alle dreißig Minuten zur Hälfte ab. Das ist die wissenschaftlich erwiesene Halbwertszeit. Unter einer Halbwertszeit versteht man die Zeit, innerhalb deren sich das Nikotin im Blut halbiert. Bei 30 Minuten Halbwertszeit beträgt der Prozentanteil an Nikotin im Blut also bereits nach vier Stunden nur noch ca. 0,4 Prozent. Nach acht Stunden Schlaf sind Sie daher jeden Morgen vom Körper her bereits Nichtraucher. Das Nikotin im Blut ist kaum noch nachweisbar.

Ihr Körper produziert genügend Botenstoffe

Die Nikotinabhängigkeit wird begründet, dass bestimmte Botenstoffe, wie zum Beispiel Dopamin und Noradrenalin, ausgeschüttet werden, wenn man Nikotin inhaliert. Dadurch werden Glücksgefühle hervorgerufen. Setzt man nun das Nikotin ab, entstehen offensichtlich Entzugserscheinungen, da die Botenstoffe nicht mehr in erforderlichem Maße ausgeschüttet werden. Es stimmt zwar, dass Ihr Körper ungefähr drei oder vier Wochen braucht, um sich auf das »fehlende Nikotin« einzustellen. Während dieser Zeit geht Ihr Körper jedoch dazu über, die Botenstoffe in der erforderlichen Menge wieder selbst zu produzieren, so wie es von der Natur von jeher vorgesehen war. Warum sind dann die meisten Raucher noch Jahre später unglücklich? Sie sind es, weil Ihnen die Zigarette fehlt, nicht das Nikotin.

Physiologisch betrachtet sind Sie nach vier Wochen auf dem gleichen Glückslevel wie früher als Raucher.

Nikotinsucht bedeutet Glückssucht

Dieser einfache biochemische Vorgang, den ich gerade beschrieben habe, führt zu keinen großen körperlichen Entzugserscheinungen, es sei denn, Sie sind noch psychisch abhängig. Ansonsten ist für Sie nach spätestens vier Wochen mit leichten körperlichen Begleiterscheinungen – wenn diese überhaupt eintreten – alles erledigt. Würden Sie da von einer Nikotinabhängigkeit sprechen? War das Ihrer Meinung nach der Grund, warum Sie Jahrzehnte geraucht und Ihr Leben riskiert haben, vielleicht auch schon mehrfach rückfällig wurden?

In Wahrheit sind Sie ohnehin nicht abhängig nach Nikotin, sondern lediglich süchtig nach Glück. Nikotin ist nur das Mittel, um Glücksgefühle zu erzeugen. Aber hat Ihnen Nikotin tatsächlich mehr Glück gebracht? Physiologisch betrachtet, wie gesagt, ist es ein Nullsummenspiel, psychisch betrachtet sind Sie der große Verlierer. Anstatt glücklich weiterzurauchen, haben Sie längst realisiert, dass Sie unglücklich sind und lieber heute als morgen aufhören würden. Übrigens gibt es tausend Möglichkeiten, Glück zu empfinden.

Selbst wenn Nikotin glücklich machen würde, blieben Ihnen als Nichtraucher immer noch 999 andere Glücksmomente.

Viele Süchte haben einen psychologischen Hintergrund

Dieser Sachverhalt ist übrigens auch der Grund, warum Internetsüchtige, Handysüchtige, Spielsüchtige, Esssüchtige usw., also alle, bei denen keine stoffliche Droge im Spiel ist, genauso leiden, ihre Abhängigkeit zu überwinden, wie Drogenabhängige. Ist es nicht auch verblüffend, dass die meisten dieser Süchtigen genauso körperliche Entzugserscheinungen (Schlafprobleme, Hitzewallungen usw.) bekommen, wenn sie ihre Sucht »aufgeben«, obwohl gar keine stoffliche Droge im Spiel ist? Und ist es daher nicht wahrscheinlich, dass körperliche Entzugserscheinungen ausschließlich durch die Psyche bestimmt werden?

Ohne Symptome zum Nichtraucher

Diese Zusammenhänge erklären auch, warum es einigen Rauchern gelingt, völlig ohne Symptome das

Rauchen zu beenden. Diese Raucher haben es geschafft, ihre psychische Abhängigkeit auf null zu bringen. Sie haben ihren Glauben an die Zigarette komplett verloren und verspüren keine Ängste oder Unsicherheiten mehr, Nichtraucher zu werden. Im Gegenteil, sie freuen sich darauf! Das ist der optimale Fall, auf den Sie zuarbeiten. Dadurch wird das Nikotin absolut wirkungslos, selbst wenn Sie in diesem Fall weiterrauchen würden. Es würde sich kein Glücksgefühl mehr einstellen, obwohl das reine Nikotin für sich betrachtet tatsächlich entsprechende Botenstoffe erzeugt.

Irrglaube an das glücksbringende Nikotin

Den anderen, negativen Extremfall erleben Sie seit Jahren oder Jahrzehnten, indem Sie als Raucher an die Illusion »Zigarette« glauben. Dadurch wirkt das Nikotin als glücksbringender Katalysator und treibt Sie zum Weiterrauchen. Je mehr Sie an die Zigarette glauben, umso mehr verstärkt das Nikotin durch die tatsächliche Ausschüttung der Botenstoffe Ihre entsprechenden illusorischen Glücksgefühle. Das Nikotin spielt also für Sie als Raucher eine Rolle, damit Sie weiterrauchen. ABER: Wenn Sie sich bald entscheiden, sich kein Nikotin mehr zuzuführen, also Nichtraucher zu werden, wird das Nikotin keine Rolle mehr spielen. Entscheidend ist allein Ihre mentale

Einstellung. Daher handelt es sich auch nicht um eine Nikotinsucht, wie immer behauptet wird, sondern um eine Rauchsucht. Lassen Sie sich hierbei nicht in die Irre führen.

Tipp 19 Machen Sie sich bewusst, dass Sie von Nikotin nicht abhängig sind. Sie sind lediglich abhängig nach den suggerierten (illusorischen) Wirkungen der Zigarette. Im Prinzip können Sie von keinem Gift jemals abhängig werden.

Vermeiden Sie Nikotinersatz & Co.

Warum sollten Sie also Nikotinersatzprodukte benötigen, wenn Sie von Nikotin gar nicht abhängig sind? Die Antwort ist simpel: um die Kassen der Nikotinindustrie zu füttern. Die offizielle Begründung lautet natürlich anders. Nikotin soll stark suchterzeugend sein, heißt es. Es ist daher wesentlich einfacher für Sie, sich zunächst weiter Nikotin zuzuführen, damit Sie nicht »auf breiter Front« gegen die »schlimmen physischen und psychischen Entzugserscheinungen gleichzeitig kämpfen müssen. Sie sollen sanfter »entwöhnt« werden, indem Sie zunächst von den körperlichen Entzugserscheinungen verschont bleiben. Aber ganz abgesehen davon: Ist es nicht von vorneherein paradox, genau das Gift einzunehmen, von dem man wegkommen möchte? Und warum gibt es eigentlich nicht schon längst Alkoholkaugummis für Alkoholiker?

»Die Pille« für den Raucher

Im Jahr 2000 wurde ganz groß »die Pille« gegen die Nikotinsucht diskutiert. Endlich sei der Durchbruch da. Die Pille heißt Zyban, aber wer spricht heute noch darüber? Sie hat sich genauso wenig bewährt wie alle anderen Pillen und Sprays, die regelmäßig heiß diskutiert werden, aber genauso regelmäßig wieder in der Versenkung verschwinden.

Tipp 20 Verwenden Sie niemals Hilfsmittel wie Nikotinersatzprodukte, Zyban oder Ähnliches. Sie erschweren Ihnen das Aufhören nur, weil sie Ihnen suggerieren, dass Sie es ohne Hilfsmittel nicht schaffen werden.

Märchen II: Geschmack

Nach was schmecken Zigaretten denn tatsächlich? Normalerweise beschreiben wir eine Geschmacksrichtung mit süß, sauer, salzig, scharf oder vergleichen den Geschmack mit etwas Ähnlichem. Bei Zigaretten können wir den Geschmack nicht beschreiben, denn in Wahrheit schmecken Zigaretten überhaupt nicht. Vor allem können Sie mit Ihrer Lunge nichts schmecken, da sie keine Geschmacksnerven hat. Wenn Zigaretten also tatsächlich schmecken würden, bräuchten Sie den Rauch nicht zu inhalieren, um den Geschmack zu erleben. Das Gegenteil ist aber der Fall. Ohne zu inhalieren, fühlen Sie sich unwohl und bekommen Entzugserscheinungen.

»Über Geschmack kann man streiten – oder auch nicht. Ganz nach Geschmack.« *Werner Mitsch*

Nur heiße Luft!

Hinsichtlich des Geschmacks können Sie also bestenfalls sagen, dass es »irgendwie« nach Rauch schmeckt. Natürlich sind die Tabakkonzerne inzwischen dazu übergegangen, eine Vielzahl von Aromen, Kakao und dergleichen mehr in die Zigaretten zu mischen. Und dennoch bleibe ich dabei, dass Zigaretten nicht schmecken, denn ansonsten könnten Sie den Kakao oder die anderen Aromastoffe auch pur konsumieren, ohne die vielen Giftstoffe der Zigarette inhalieren zu müssen.

Es wäre interessant, wenn ein Raucher bei »Wetten, dass …?« antreten und versuchen würde, aus allen Zigaretten, die es gibt, immer die richtige Sorte zu erraten. Sie können zu Hause selbst ein kleines »Wetten, dass …?« veranstalten. Kaufen Sie doch zehn unterschiedliche Zigarettenmarken und versuchen Sie Ihre »Lieblingsmarke« zu erraten. Wie hoch ist Ihre Erfolgsquote?

Tipp 21 Verabschieden Sie sich von dem Gedanken, dass Sie rauchen, weil Ihnen die Zigaretten schmecken. Im Gegenteil, von Natur aus ist vorgesehen, dass wir Gutes von Schlechtem (Gifte) durch den Geschmack erkennen können, denn ansonsten würden alle Lebewesen sich über kurz oder lang vergiften. Zigarettengifte können daher niemals schmecken.

Märchen III: Genuss

»Aber ich genieße doch die Zigaretten«, werden Sie sich jetzt sagen. Ja, auch das glaube ich Ihnen aufs Wort, zumindest für einige Zigaretten. Aber Sie verwechseln Geschmack mit Genuss. Letzteres ist immer die relative Verbesserung eines vorhergehenden Zustandes. Wenn Sie beispielsweise seit zwei Tagen kaum etwas gegessen haben, verspüren Sie einen Riesenhunger. In diesem Fall würde Ihnen auch trockenes Brot köstlich schmecken. Haben Sie sich aber gerade erst satt gegessen, schmeckt Ihnen nicht einmal Ihre Leibspeise, denn es verbessert Ihren Zustand nicht. Sie können Ihre Leibspeise in diesem Fall nicht genießen, obwohl der Geschmack des Brotes, genauso wie der Ihrer Leibspeise, immer derselbe ist. So wie die Wirkungen des reinen Nikotins auch immer dieselben sind.

»Der höchste Genuss besteht in der Zufriedenheit mit sich selbst.« *Jean-Jacques Rousseau*

Geschmack und Genuss sind nicht das Gleiche

Jeder Drogenabhängige »genießt« also seine Droge, indem er damit seine »schlimmen körperlichen und psychischen Entzugserscheinungen« lindert. Das gilt für den Heroinabhängigen wie für den Alkoholiker als auch für Sie als Raucher.

Versuchen Sie doch einmal, ab sofort jede Zigarette ganz bewusst zu genießen und sich vorzustellen, dass Sie dies bis an Ihr Lebensende tun könnten. Ist Ihnen dieser Gedanke angenehm? Sicher nicht, was ich gut verstehen kann, denn es ist unmöglich in vollem Bewusstsein, ohne Reue und mit allen Sinnen das Inhalieren von Gift zu genießen. Schlimme Entzugserscheinungen existieren beim Rauchen in Wahrheit nicht, es handelt sich nur um leichte Beeinträchtigungen, die aber als starke Entzugserscheinungen empfunden werden.

Tipp 22 Bedenken Sie, dass jeder Süchtige seine Droge »genießt«. Versuchen Sie ab sofort jede Zigarette bewusst zu genießen und sich vorzustellen, dies bis an Ihr Lebensende tun zu können. Ist es aber nicht so, dass es der größte Genuss ist, nicht mehr abhängig zu sein und sein Leben genießen zu können?

Märchen IV: Entzugserscheinungen

Sie denken, dass Sie große Willenskraft brauchen, weil Sie davon ausgehen, als Nichtraucher Ihr restliches Leben mehr oder weniger im Kampf verbringen zu müssen. Die körperlichen »Entzugserscheinungen« haben wir ja bereits im Kapitel »Märchen I: Nikotinabhängigkeit« besprochen, bleiben also noch die psychischen Entzugserscheinungen. Sie sind das Entscheidende.

Entzug ist reine Kopfsache

Wenn Sie bereits versucht haben, das Rauchen »aufzugeben«, wissen Sie, wovon ich spreche. Sie waren unruhig, nervös, unkonzentriert, gereizt, mürrisch, depressiv oder aggressiv, kurzum, Sie wollten unbedingt »eine rauchen« und durften nicht. Schmachten nennt es der Volksmund, Verlangensattacken oder Craving die Experten.

Sie leiden Entzug nur dann, wenn Sie das Gefühl haben, dass Ihnen etwas »entzogen« wurde. Dann fehlt Ihnen »etwas« (was genau, wissen Sie gar nicht), und Sie leiden. Sie glauben, auf etwas verzichten zu müssen. Sie fühlen sich leer. Treffen Sie jedoch aktiv Ihre Entscheidung, mit Herz und Verstand in vollem Bewusstsein, wird Ihnen nichts fehlen. Sie haben Ihren Glauben an die Zigarette verloren und damit auch Ihre (geglaubte) psychische Abhängigkeit. Keine Abhängigkeit, also auch kein Entzug. Es entscheidet sich alles im Kopf.

Tipp 23 Lassen Sie es nicht zu, dass Ihnen die Zigaretten »entzogen« werden, sondern treffen Sie aktiv Ihre eigene Entscheidung. Dann werden Sie auch keine psychischen Entzugserscheinungen, wie z. B. Unruhe oder dergleichen mehr, spüren.

Märchen V: Durchhaltevermögen

Es wird Ihnen permanent erzählt, dass Sie eine große Willenskraft brauchen, um Nichtraucher zu werden.

Dabei ist es genau umgekehrt. Sie besitzen ein außergewöhnlich großes Durchhaltevermögen, wenn Sie heutzutage immer noch rauchen. Sie haben sich bisher allen Widerständen entgegengestellt. Sie rauchen trotz der Warnungen, die auf den Schachteln stehen, trotz der vielen Rauchverbote allerorts, trotz der Diskriminierungen, die Ihnen widerfahren, trotz der enormen Kosten und Gesundheitsgefahren, trotz Ihrer Kinder, die sich Sorgen um Sie machen, trotz… Das kostet viel mehr Kraft, als mit dem Rauchen aufzuhören.

Lassen Sie sich einfach fallen

Wenn Sie sich jetzt, in genau diesem Moment, einfach fallen lassen und Ihre ganze Stärke aufgeben könnten, wären Sie fast schon Nichtraucher. Sie würden sich dann nicht mehr gegen den Gedanken wehren, Nichtraucher zu werden. Sie bräuchten auch nicht mehr gegen sich selbst anzukämpfen. Warum auch sollten Sie eine große Disziplin benötigen, Nichtraucher zu werden, vorausgesetzt, dass dies auch Ihr wirkliches Ziel ist?

Tipp 24 Versuchen Sie Ihre Stärke zu reduzieren. Kämpfen Sie nicht mehr dagegen an, Nichtraucher zu werden. Lassen Sie es zu. Beenden Sie Ihren inneren Kampf und gewinnen Sie Harmonie.

Märchen VI: Gewichtszunahme

Rauchen macht schlank, oder umgekehrt, nicht mehr rauchen macht dick. Beides stimmt nicht, denn das eine hat mit dem anderen nichts zu tun. Es besteht jedoch tatsächlich die Gefahr, dass Sie, vor allem in den ersten Wochen, zunehmen werden. Sie schmecken endlich wieder das Essen als das, was es ist, was vorher durch Ihre tauben Geschmacksnerven unmöglich war. Möglicherweise spüren Sie drei oder vier Wochen einen gewissen Nikotinhunger, der identisch ist mit dem wahren Hungergefühl nach Essen. Auch Ihr Stoffwechsel wird etwas langsamer, wenn Sie sich keine Gifte mehr zuführen. Diese drei Punkte sind jedoch insgesamt zu vernachlässigen. Der langsamere Stoffwechsel sorgt für weniger Hunger, der Nikotinhunger ist nach spätestens vier Wochen verschwunden, und den besseren Geschmack können Sie gerne genießen. Er wird mit der Zeit ohnehin zur Normalität werden.

Meiden Sie »süße« Ersatzbefriedigungen

Das Hauptproblem der Neu-Nichtraucher ist aber der Drang nach Süßigkeiten, da sie die Zigaretten vermissen und eine Ersatzbefriedigung brauchen. Das ist der wahre Grund, warum ein Ex-Raucher innerhalb kurzer Zeit zehn Kilogramm oder noch mehr zunimmt.

Es bleibt Ihnen also nichts anderes übrig, als sich nicht mit Süßigkeiten vollzustopfen. Das haben Sie ja (hoffentlich) als Raucher auch nicht getan, warum

sollten Sie diese Unsitte dann als Nichtraucher anfangen, noch dazu, wenn Sie nichts vermissen und keine Entzugserscheinungen haben?
Am besten, Sie stellen Ihre Ernährung etwas um und meiden fettreiche und zuckerhaltige Lebensmittel. Das Wichtigste aber ist, dass Sie die ersten Wochen genau aufschreiben, was und wie viel Sie gegessen haben. Ansonsten werden Sie Gefahr laufen, sich zu verschätzen. Ich habe schon viele Fälle erlebt, die Stein und Bein geschworen haben, dass sie sich nicht anders ernähren würden als zu ihren früheren Raucherzeiten. Sie mussten allesamt zugeben, dass sie nicht nur mehr gegessen, sondern sich auch zu viele Süßigkeiten eingeschlichen hatten.

Tipp 25 Stellen Sie Ihre Ernährung um und vermeiden Sie fettreiche und zuckerhaltige Lebensmittel. Vermeiden Sie vor allem Ersatzdrogen wie Schokolade & Co. Notieren Sie sich am besten Ihren Lebensmittelkonsum die ersten Wochen, damit Sie nicht versehentlich doch zu viel essen. Damit schlagen Sie zwei Fliegen mit einer Klappe: Sie leben gesünder und werden schlanker.

Sport fördert Ihr Wohlbefinden

Es ist zwar nicht notwendig, dass Sie Sport treiben, damit Sie Ihr Gewicht als Neu-Nichtraucher halten oder sogar reduzieren, aber ich empfehle Ihnen dennoch, regelmäßig Sport zu treiben, falls Sie das nicht sowieso schon machen. Wenn Sie bisher keinen oder nur wenig Sport gemacht haben, sollten Sie sich aber nicht überfordern.

Trainieren Sie im aeroben Bereich, denn dann bezieht Ihr Körper seine Energie aus der Fettverbrennung und Sie »trainieren« Ihre Fettverbrennung. Es gibt einige grobe Abschätzungen, wie Sie Ihren optimalen Puls für die Fettverbrennung ermitteln. Zum Beispiel nach der Formel Puls von 220 minus Lebensalter × 0,7, oder 70 bis 80 Prozent der maximalen Herzfrequenz, oder ganz ohne Mathematik, indem Sie beim Laufen noch zwei oder drei Worte sprechen können. Allerdings gibt es inzwischen hierzu auch andere Meinungen, die einen Puls empfehlen, der Ihnen einfach angenehm ist.

Mit der richtigen Ernährung und gezielter Bewegung kommt es erst gar nicht zu Übergewicht.

In einem sind sich aber alle Experten einig: Es ist für Ihre Gesundheit und für Ihren Kalorienverbrauch wesentlich besser, wenn Sie eine Stunde flott spazieren gehen, als wenn Sie sich zehn Minuten bei hohem Puls verausgaben und dann entkräftet bzw. demotiviert abbrechen müssen.

Das sollten Sie bei sportlicher Betätigung beachten

Wenn Sie untrainiert sind, empfehle ich Ihnen daher, entweder zunächst mit einem sehr niedrigen Pulsbereich zu beginnen und dann langsam zu steigern oder vorher ein Belastungs-EKG mit einer eventuellen Laktatbestimmung durchführen zu lassen. Das Laktat sollte regelmäßig gemessen werden, um eine Laktatkurve zu erhalten, die Rückschlüsse auf ein effizientes Training geben. Ist der Laktatwert zu hoch, bedeutet das, dass die Muskelzellen aufgrund Überanstrengung übersäuert sind und das Training ineffizient ist. Im schlimmsten Fall kann es sogar zu gesundheitlichen Schäden kommen. Daher ist eine Laktatbestimmung nicht nur für Leistungssportler wichtig, sondern auch für alle ambitionierten Freizeitsportler, die ihr Leistungsvermögen möglichst effektiv verbessern und kein gesundheitliches Risiko eingehen möchten.

Tipp 26 Treiben Sie Sport! Sie werden sich wundern, wie sportlich Sie wieder werden, denn endlich bekommen Ihre Lungen richtig Luft beim Atmen und können den Körper mit Sauerstoff versorgen. Gleichzeitig wirkt Sport auch möglichen Gewichtsproblemen entgegen. Beginnen Sie langsam, wenn Sie untrainiert sind.

Wenn der Darm streikt

Viele Raucher haben Angst, dass ihre Verdauung als Neu-Nichtraucher nicht mehr so gut klappt. Aus eigener Erfahrung weiß ich jedoch, dass auch das Märchen sind. Die vielen Gifte in den Zigaretten reizen natürlich Ihren Darm, aber ich bin inzwischen überzeugt, dass auch die morgendliche Zigarette für den Toilettengang nichts anderes als ein gelerntes Verhalten ist. Am besten denken Sie nicht mehr allzu viel darüber nach und machen sich nicht verrückt. Ich selbst hatte zwei Tage eine schlechtere Verdauung, ab dem dritten Tag lief alles wie gewohnt. Ich empfehle Ihnen aber, so oder so, für Ihre Gesundheit und zur Förderung Ihrer Verdauung viel Wasser zu trinken und viel Obst und Gemüse zu essen. Sie unterstützen Ihre Verdauung und treiben dadurch den Entgiftungsprozess Ihres Körpers voran. Sie können sich

Tipp 27 Trinken Sie viel Wasser und essen Sie reichlich Obst und Gemüse. Das fördert Ihre Verdauung und entgiftet den Körper. Zusätzlich können Sie Flohsamen einnehmen. Das reguliert auf natürlichem Wege Ihre Verdauung.

zudem in der Apotheke Flohsamen besorgen und damit auf natürlichem Wege Ihre Verdauung unterstützen. Beginnen Sie jedoch am besten circa zwei

Wochen vor Ihrem Rauchstopp mit der Einnahme. Drei Teelöffel pro Tag genügen.

Flucht ist keine Lösung

Es ist ganz normal, dass wir Raucher alle irgendwann an einem Punkt ankommen, an dem wir einen Ausweg suchen. Das ganze restliche Leben zu verbringen, ohne jemals wieder auch nur eine einzige Zigarette zu rauchen? Das übersteigt vermutlich (noch) Ihre Vorstellungskraft.

»Wie wäre es, wenn ich meinen Traum vom ›Genussraucher‹ verwirklichen könnte, oder soll ich doch auf Zigarillos oder Light-Zigaretten umsteigen? Oder wie wäre es mit Kräuterzigaretten?« So, oder so ähnlich, denkt irgendwann jeder Raucher.

Der Traum vom »Genussraucher«

Ich kenne nur sehr wenige Genuss- oder Gelegenheitsraucher. Vermutlich, weil jeder Raucher früher oder später erkennt, dass er damit nicht klarkommt und es nicht befriedigend ist. Das hängt mit dem Wesen jeder Sucht zusammen. Sie ist immer auf eine Steigerung ausgerichtet.

In Tipp 16 habe ich Ihnen erklärt, dass Sie immer in bestimmten Situationen rauchen. Ihr Gehirn verknüpft die Zigarette mit bestimmten Situationen. Da die Verknüpfungen im Laufe der Zeit immer mehr werden, rauchen Sie auch immer mehr. Zu Beginn Ihrer Raucherzeit haben Sie vermutlich heimlich zwei, drei Zigaretten geraucht. Dann kamen immer mehr Gelegenheiten hinzu. Sie rauchten auf Partys, in der Schulpause oder in der Diskothek/Kneipe. Später, als Sie offiziell rauchten und Ihre Eltern eingeweiht waren, begannen Sie schon morgens mit dem Rauchen. Ihre Rauchimpulse wurden immer stärker.

Keine halben Sachen!

Wenn Sie reduzieren, werden Sie dadurch lediglich mehr Entzug leiden, da der Abstand zwischen den Zigaretten größer wird. Die Zigarette wird noch wertvoller, als sie ohnehin für Sie ist. Und haben Sie sich nicht auch schon immer gefragt, warum der »Genussraucher« so wenig raucht, wenn es doch anscheinend so genussvoll ist? Widerspricht sich das nicht? Natürlich habe auch ich seinerzeit in meiner Verzweiflung versucht, weniger zu rauchen.

> Das Rauchen ist wie ein Dominoeffekt. Entweder die Steine fallen nacheinander, oder Sie unterbrechen das Ganze komplett.

Aber es war eine Qual und hat absolut nichts gebracht. Im Gegenteil, meine Gedanken kreisten umso mehr nur noch um ein Ziel: »Wann darf ich endlich wieder eine anzünden?«

Tipp 28 Versuchen Sie nicht zu reduzieren. Das wird Sie nicht glücklich machen, denn dadurch werden die Zigaretten für Sie nur noch kostbarer.

Finger weg von »Ersatzzigaretten«

Wer hat nicht auch schon mal versucht, auf Zigarillos umzusteigen? Aber auch hier tappen Sie in die nächste Falle, denn über kurz oder lang werden Sie den Rauch genauso inhalieren wie früher bei den Zigaretten. Sie geben viel Geld dafür aus und stinken genauso nach kaltem Rauch – wie früher.

Egal, was Sie rauchen, Sie bleiben »Raucher«

Das Einzige, was sich kurzzeitig verbessert, ist Ihr schlechtes Gewissen, weil Sie sich einreden, kein Raucher mehr zu sein. Machen Sie sich aber bitte nochmals klar, dass Sie den Status eines Rauchers haben, sobald Sie einen brennenden Stengel in der Hand halten. Hierzu gehören auch Kräuterzigaretten. Sie sind teuer und bringen ebenfalls rein gar nichts. Auch hier füllen Sie nur die Kassen einer Industrie auf. Außerdem ist es sehr fraglich, ob Kräuterzigaretten tatsächlich gesünder sind, und egal, was

Sie rauchen, Sie bleiben dadurch Raucher und sind auch genauso abhängig. Sie geben Geld für Zigaretten aus, mit dem einzigen Unterschied, dass Sie kein Nikotin mehr inhalieren. Was soll das bringen? Und wenn Sie Kräuterzigaretten nur als Übergangslösung sehen, um später ganz aufzuhören, nehmen Sie doch lieber gleich den direkten Weg. Er ist einfacher und wesentlich sicherer.

Tipp 29 Lassen Sie die Finger von Zigarillos und Kräuterzigaretten. Sie gewinnen dadurch nichts. Sie geben genauso Geld dafür aus und riechen auch nicht besser als jetzt. Sie bleiben Raucher!

Lights & Co.

Das Marketing der Tabakkonzerne ist perfekt, Hut ab! Lights, Ultralights, Medium, Menthol, alles, was das Herz begehrt. Wenn Sie auf diese »Produkte« umsteigen, werden Sie genauso über den Tisch gezogen. Erinnern Sie sich noch an Tipp 19? Dort beschreibe ich, dass Nikotin zwar nur eine kleine Rolle spielt, damit Sie weiterrauchen, dennoch ist es ein Katalysator. Wenn Sie an die suggerierten Wirkungen der Zigarette glauben, wird es sogar ein mächtiger Katalysator. Nur wissen Sie das erst jetzt, bisher war Ihnen das so nicht bewusst.

Falls Sie also schon einmal auf Light-Zigaretten und dergleichen ausgewichen sind, haben Sie sicherlich die Erfahrung gemacht, dass Sie entweder mehr geraucht oder tiefer inhaliert haben, um die erforderliche Nikotinmenge zu erhalten. Die Gefahr ist also ziemlich groß, dass Sie für Ihre Zigaretten noch mehr Geld ausgeben und durch das gute Gefühl »Ich rauche jetzt gesünder« erst recht »bei der Stange« gehalten werden.

Von wegen leichte Zigaretten!
Übrigens enthalten leichte Zigaretten sogar einen stärkeren Tabak als Normalzigaretten und weisen im tatsächlichen Gebrauch wesentlich höhere Werte auf als angegeben. Das ist möglich, weil die geringen Werte mit Rauchmaschinen bestimmt werden, die nicht so eingestellt sind, dass das menschliche Rauchen simuliert wird. Außerdem werden die Ventilationslöcher am Filter nicht, wie beim Raucher, von der Hand abgedeckt.

Tipp 30 Steigen Sie nicht auf Light-Zigaretten um. Dadurch rauchen Sie eher mehr und geben auch mehr Geld aus. Geschweige denn, dass es gesünder wäre.

Ihr Vorteil: Nichtraucher!

Das Wichtigste, wenn man eine Sucht beendet, ist, dass man sich überlegt, was man dadurch gewinnt. Meistens beschäftigt man sich mehr mit den möglichen Problemen, die man als »Ex-Süchtiger« haben könnte, wie zum Beispiel Entzugserscheinungen und dergleichen mehr. Das ist nicht klug. Viel wichtiger ist doch, dass Sie das Schöne sehen, das Sie künftig erwartet, die riesigen Vorteile, die Sie als Nichtraucher gewinnen werden!

Raucher oder Nichtraucher?

Sollten Sie bereits einen Versuch hinter sich gebracht haben, sind Sie vermutlich gescheitert, weil Sie sich nicht als Nichtraucher gefühlt haben. Sie befanden sich zwischen den Stühlen und waren eher ein »nicht rauchender Raucher«. Sie haben zwar eine Zeitlang nicht mehr geraucht, dachten und fühlten aber immer noch als Raucher. Sie haben Ihre Identität »Raucher« beibehalten. Das konnte auf Dauer nicht gutgehen.

Zwei unterschiedliche Sichtweisen

Wenn ich Sie zu Anfang des Buches gefragt hätte, worin Sie die Vor- und Nachteile sehen, wenn Sie nicht mehr rauchen, wäre vermutlich folgende Antwort gekommen: »Die Vorteile wären, dass ich gesünder leben und Geld sparen würde, die Nachteile, dass mir sicherlich etwas fehlen würde. Ich hätte Entzugserscheinungen und würde an Gewicht zunehmen. Außerdem befürchte ich, dass ich es nicht schaffe und rückfällig werde. Die Zigaretten werden mir möglicherweise fehlen.«

»Man ist nur glücklich durch das, was man fühlt, und nicht durch das, was man ist.« *Sully Prudhomme*

Ein Nichtraucher würde auf die gleiche Frage allerdings ganz anders antworten. Er würde nur Nachteile sehen, wenn er rauchen würde, bzw. nur Vorteile, wenn er eben nicht raucht. Er würde argumentieren, dass er doch nicht dumm wäre, sich seine Gesundheit zu ruinieren, dafür auch noch einen Haufen Geld auszugeben und nach Rauch zu stinken.

Freuen Sie sich auf die Vorteile

Ist das nicht merkwürdig? Auf dieselbe Frage erhalte ich zwei komplett unterschiedliche Antworten. Das hängt damit zusammen, dass die Nachteile, die Sie als Raucher sehen, in Wirklichkeit gar keine sind, sondern lediglich Ihre Befürchtungen, wenn Sie das Rauchen »aufgeben«. Aber ist das nicht töricht, wenn man als Raucher Befürchtungen sieht, anstatt sich auf die großen Vorteile zu freuen, die man als Nichtraucher kostenlos erhält? Schließlich sind Sie doch nach der letzten Zigarette Nichtraucher und nicht mehr Raucher!

Tipp 31 Versetzen Sie sich in einen Nichtraucher. Wechseln Sie die Seiten! Bisher haben Sie sich Ihr künftiges Nichtraucherleben immer als nicht rauchender Raucher vorgestellt. Machen Sie diesen Fehler nicht noch mal.

Die pure Freiheit genießen

In Wahrheit haben die meisten Nichtraucher den wichtigsten Grund vergessen, aus dem sie nicht mehr rauchen: ihre unbeschreibliche Freiheit, nicht rauchen zu müssen. Diese Freiheit ist ihnen gar nicht (mehr) bewusst, da dies für sie Normalität darstellt.

Viel Lärm um den nächsten Glimmstengel

Das ist Ihr Schlüssel zum Erfolg! Sie müssen als Nichtraucher nicht mehr rauchen, und das können Sie Ihr Leben lang genießen. Überlegen Sie einmal, welche großartigen Freiheiten auf Sie warten: Sie haben viel weniger Angst, sich eine schlimme Krankheit einzufangen. Sie brauchen Ihren Kindern gegenüber keine faulen Ausreden mehr zu erfinden, warum Sie rauchen. Sie brauchen bei Regen oder

Schnee nicht mehr zur nächsten Tankstelle zu laufen, weil Ihr Vorrat auszugehen droht. Sie brauchen sich keine Gedanken mehr über die hohen Zigarettenpreise zu machen. Sie haben mehr Zeit, die Sie sinnvoll nutzen können. Sie brauchen sich keine Sorgen mehr zu machen, wenn Sie längere Zeit nicht rauchen können (Flugzeug, Bahn, Seminare etc.). Sie brauchen keine Angst mehr zu haben, dass Sie nach Rauch stinken usw. Sicherlich fallen Ihnen noch viele Freiheiten ein, die Sie künftig genießen können. Auf den Punkt gebracht bedeutet das: Sie sind nicht mehr abhängig und erpressbar, sondern leben frei und selbstbestimmt.

Tipp 32 Machen Sie sich Ihr restliches Leben immer bewusst, welche Freiheiten Sie als Nichtraucher gewinnen. Sie haben tausend Freiheiten. Sie brauchen gegenüber Ihren Kindern nie mehr ein schlechtes Gewissen zu haben, Sie können gemütlich zu Hause bleiben, anstatt im Regen zum nächsten Zigarettenautomaten zu gehen, Sie können …

Rundum gesund werden

Drehen Sie den Spieß um. Sehen Sie Ihre Gesundheit nicht durch das Rauchen in Gefahr, sondern durch das Nichtrauchen gefördert. So jedenfalls denkt ein

Nichtraucher. Ist es nicht auch phantastisch, wie schnell sich Ihr Körper von den Strapazen erholt, wenn Sie nicht mehr rauchen? Sie werden erstaunt sein! Nach zwanzig Minuten sinkt Ihr Blutdruck auf den Wert vor der letzten Zigarette, nach acht Stunden haben Sie kein giftiges Kohlenmonoxid mehr im Blut, und nach einem Tag beginnt schon Ihr Herzinfarktrisiko zu sinken. Aber es geht weiter. Nach zwei Tagen verfeinert sich Ihr Geruchs- und Geschmackssinn wieder, nach drei Tagen bekommen Sie besser Luft, nach drei Monaten zirkuliert Ihr Blut besser, und Ihre Lungenkapazität ist um 30 Prozent gestiegen. Nach neun Monaten werden Sie weniger Infektionen haben, und Ihr Raucherhusten samt Kurzatmigkeit ist verschwunden.

»Gesundheit ist nicht alles, aber ohne Gesundheit ist alles nichts.« *Arthur Schopenhauer*

Die Regeneration beginnt schon nach der letzten Zigarette

Ihr Körper erholt sich von der ersten Sekunde an, wenn Sie nicht mehr rauchen. Das war bisher schon so, sonst hätten Sie gar nicht bis heute überleben können. Jetzt aber, wenn Sie endlich für immer aufhören, kann sich Ihr Körper komplett regenerieren. Ihr

Körper kehrt zu seiner vollen Leistungskraft zurück. Nach fünf Jahren beginnt Ihr Schlaganfallrisiko zu sinken, nach zehn Jahren ist sogar Ihr Lungenkrebsrisiko auf dem Niveau eines Nichtrauchers. Nach fünfzehn Jahren haben Sie das gleiche Herzinfarkt- und Schlaganfallrisiko wie ein Nichtraucher. Das ist Ihre Chance, noch ist es nicht zu spät!

Ganz entscheidend ist, dass sich Ihr Immunsystem deutlich erholt und widerstandsfähiger wird. Sie sind weniger anfällig für Erkältungen und andere Störungen. Wenn Sie einmal doch krank werden, überwinden Sie dies schneller. Aber auch wenn Sie bereits an einer ernsten Erkrankung leiden, sollten Sie nicht länger zögern, mit dem Rauchen aufzuhören. Auch in diesem Fall wird sich Ihr Körper deutlich erholen! Es lohnt sich immer!

Tipp 33 Machen Sie sich bewusst, dass sich Ihre Gesundheit grandios verbessern wird, wenn Sie nicht mehr rauchen. Schon nach kurzer Zeit werden Sie sich wie neugeboren fühlen. Ihr Körper kann sich vollständig regenerieren.

Mehr Energie und Anti-Aging

Kaum ein Raucher ist sich bewusst, dass seine allgemeine Schlappheit häufig auch mit dem Rauchen zusammenhängt. Die Zigarettengifte verstopfen seine Lungen, ebenso seine Venen und Arterien. Die Organe und Muskeln werden nicht mehr so gut mit Sauerstoff und anderen Nährstoffen versorgt, Sie werden abgeschlagen und träge.

Wiedergewonnene Vitalität und Lebensfreude

Sie werden darüber erstaunt sein, wie fit und vital Sie sich wieder fühlen, wenn Sie nicht mehr rauchen. Bisher dachten Sie vielleicht, dass Sie mit zunehmendem Alter nicht mehr so leistungsfähig sind. In Wahrheit aber haben Sie Ihrem Körper Sauerstoff und Nährstoffe entzogen. Durch die Energiezufuhr (keine Zuführung von Zigarettengiften = mehr Energie) werden Sie wieder viel eher das Bedürfnis verspüren, sich mehr zu bewegen.

> »Im Grunde haben die Menschen nur zwei Wünsche: alt zu werden und dabei jung zu bleiben.«
>
> *Peter Bamm*

Als Raucher altern Sie zudem schneller. Die Haut eines Rauchers, der mit 15 Jahren zu rauchen beginnt, sieht mit 30 Jahren aus wie bei einem 45-Jährigen. Der Grund ist, dass die Haut durch das Nikotin und die anderen Schadstoffe der Zigarette schlechter durchblutet wird. Sie wird grau und fahl, weil sie die

Fähigkeit verliert, sich zu erneuern. Als Nichtraucher altern Sie langsamer und bleiben vital. Ihre Haut wird besser durchblutet und bekommt weniger Falten. Ihre Zähne werden weißer, Sie riechen besser und haben weniger Mundgeruch. Sie werden keine gelben Finger mehr haben, Frauen kommen später in die Wechseljahre, Männer bleiben länger potent. Mittel- und langfristig werden Sie an Attraktivität deutlich gewinnen.

Tipp 34 Freuen Sie sich darauf, Nichtraucher zu werden, denn Sie werden viel mehr Energie als vorher bekommen und eine bessere Haut dazu. Dadurch werden Sie auch wieder aktiver und bewegen sich mehr. Sie werden attraktiver und jünger aussehen und mehr vom Leben haben.

Ein kleines Vermögen ansparen

Wenn man von der Masse der Raucher ausgeht, verraucht ein durchschnittlicher Raucher eine Schachtel pro Tag, also ungefähr fünf Euro. Das sind im Jahr ca. 1800 Euro. Mit Zins- und Zinseszins gerechnet (nehmen wir 4 Prozent an) sind das in 30 Jahren ca. 100 000 Euro an Ersparnis. Ein kleines Vermögen – bei gleichzeitig besserer Gesundheit! Das durchschnittliche Jahresbruttogehalt beträgt laut Statistischem Bundesamt im Jahr 2006 um die 40 000 Euro. Wenn Sie nun alle Steuern und Sozialversicherungen abziehen, und dieses deutlich geringere Nettogehalt zu den 1800 Euro Kostenersparnis ins Verhältnis setzen, kommen Sie auf eine mindestens 6-prozentige Gehaltserhöhung. Einfach so, ohne nervige Gehaltsverhandlung mit Ihrem Chef oder Ihrer Chefin.

Tipp 35 Rechnen Sie einmal aus, wie viel Geld Sie sparen werden, wenn Sie ab jetzt nicht mehr rauchen. Bei nur einer Schachtel pro Tag sind das 1800 Euro pro Jahr – netto! In 30 Jahren sind das mit Zins und Zinseszins 100 000 Euro.

Der Countdown läuft ...

Sie sind kurz davor, Nichtraucher zu werden. Ein paar Tipps brauchen Sie noch, damit es auch ganz sicher klappt. Lesen Sie daher die nächsten Kapitel unbedingt durch, wenn möglich sehr zügig.

Es liegt jetzt an Ihnen!

Möglicherweise fragen Sie sich, mit welcher Raucherentwöhnungsmethode Sie aufhören sollten. Ich rate Ihnen zu keiner speziellen Methode. Das mag Sie überraschen, aber wenn Sie einmal kurz darüber nachdenken, werden Sie feststellen, dass Sie schon

fast das gesamte Rüstzeug haben, um Nichtraucher zu werden.
Außerdem sollten Sie sich bewusstmachen, dass es eine unübersehbare Vielfalt an Raucherentwöhnungsmethoden (Therapien) gibt, die sich allesamt auf ein und dieselbe Krankheit (die Rauchsucht) beziehen. Jede Methode (Therapie) beinhaltet einen bestimmten Blickwinkel und ist lediglich ein Versuch, Ihnen die Sucht zu nehmen, denn es existiert, jedenfalls in meinen Augen, keine Methode, die alle Ursachen und Aspekte des Rauchproblems erfasst. Die Erfolge sind dementsprechend sehr bescheiden, wie offizielle Zahlen belegen.

»Man kann den Menschen nichts beibringen – man kann ihnen nur helfen, es in sich selbst zu entdecken.« *Galileo Galilei*

Sie glauben nicht mehr den ganzen Märchen, die um Sie herum kursieren. Sie haben die großen Möglichkeiten realisiert, wenn Sie Nichtraucher werden. Sie müssen sich nur noch überlegen, wie Sie sich konkret von Ihrer Sucht verabschieden wollen. Mehr ist es nicht. Alles andere würde den Ballon wieder aufblasen (erinnern Sie sich an Tipp 15?). Glauben Sie an sich. Machen Sie sich unabhängig, machen Sie sich selbst zum Nichtraucher!

Sanfte Techniken können Sie unterstützen

Wenn Sie zusätzliche Unterstützung in Anspruch nehmen möchten, rate ich Ihnen zu sanften Techniken, bei denen Sie selbst aktiv werden und die sich auf Ihr gesamtes Wohlbefinden positiv auswirken. Hierzu gehört Qigong ebenso wie autogenes Training oder auch Meditation.
Von Akupunktur halte ich in diesem Fall nicht sehr viel, da sie auf Dauer wenig bewirkt. Die Akupunktur schadet Ihnen zwar nicht, kann aber auf Ihr mentales Rauchprogramm im Gehirn nicht einwirken und ist daher wirkungslos.
Hypnose ist eine tiefe Entspannung und wirkt auf Ihr Unterbewusstsein ein. Bei richtiger Anwendung

> Hypnose allein hilft auf Dauer nicht, sie kann aber Ihr Vorhaben unterstützen.

kann die Hypnose zwar den Entwöhnungsprozess unterstützen, allerdings bei einem nicht geeigneten Therapeuten auch negative Auswirkungen nach sich ziehen. Außerdem ist die Gefahr groß, sich ausschließlich auf den/die Hypnotiseur/-in bzw. die Hypnose zu verlassen und passiv Nichtraucher zu werden, ohne selbst etwas dafür zu tun. Ebenso sind die Kosten für Hypnose nicht unerheblich. Daher kann ich die Hypnose nur als unterstützende Begleitung empfehlen, vorausgesetzt, es ist Ihnen das Geld wirklich wert. Entscheidend für Ihren langfristigen Erfolg ist aber, dass Sie die Sucht als Ganzes verstehen und nicht mehr Gefahr laufen, in die Falle zu gehen. Sie müssen sich aktiv mit Ihrer Sucht beschäftigen und letztlich Ihre eigene Entscheidung treffen, von der Sie völlig überzeugt sind.

Tipp 36 Es liegt allein an Ihnen, ob Sie Nichtraucher werden – und auch bleiben. Sie brauchen hierzu keine komplizierten Methoden zu lernen. Wenn Sie sich Unterstützung suchen möchten, wenden Sie sich sanften Techniken zu, wie Qigong, autogenem Training oder Meditation. Bitte verwenden Sie die Hypnose nur als unterstützende Maßnahme, niemals aber als alleinige Methode.

Der beste Zeitpunkt

Die meisten Experten raten Ihnen, sich für das Aufhören einen leichten Zeitpunkt zu suchen, bei dem die Gefahr möglichst gering ist, schnell rückfällig zu werden. Das klingt auch auf den ersten Blick plausibel, da es der Logik entspricht, wenn man davon ausgeht, dass die Rückfallgefahr in den ersten Wochen viel größer ist, als wenn Sie bereits monatelang Nichtraucher sind.

Als Nichtraucher aus dem Urlaub wiederkommen?

Wann wissen Sie aber bei dieser Vorgehensweise, dass Sie »es« geschafft haben? Überlegen Sie einmal selbst für sich, wann Sie sich am leichtesten tun würden. Kaum jemand würde wohl einige Wochen vor einer Prüfung aufhören. Ich denke, viele Berufstätige würden beispielsweise eher den Urlaub wählen, wenn man nicht mehr im beruflichen Stress steht und durch Urlaubseindrücke abgelenkt wird. Aber was geschieht nach dem Urlaub, sollte man ihn denn ohne Zigaretten »überstehen«?

Am besten, Sie gewinnen schnell Gewissheit

Ich selbst habe in einer schwierigen Zeit aufgehört. Ich war gesundheitlich angeschlagen, beruflich gefordert, und es ging auf den Winter zu. Aber ich war befreit von meiner Sucht und gewann so neue Lebensenergie. Vor allem aber wusste ich nach kurzer Zeit, dass ich »es« geschafft hatte. Entscheidend ist doch für Sie, dass Sie schnell Gewissheit bekommen, Ihr Leben auch ohne Zigaretten meistern zu können. Wenn Sie drei Wochen in Urlaub gehen, werden Sie die ganze Zeit mit Grauen daran denken, wie wohl der erste Arbeitstag im Büro verlaufen wird. Sie werden immer unsicherer. Wenn Sie aber ein paar Wochen vor einer schweren Prüfung aufhören und diese dann mit Bravour bestehen, kann Sie nichts mehr umwerfen. Oder anders gesagt: Sie haben gelernt, auch schwierige Zeiten genauso gut ohne Zigaretten zu meistern.

Packen Sie sich nicht in Watte!

Der »Normalraucher« kommt nicht umhin, dass er permanent Situationen ausgesetzt wird, bei denen er früher zum Glimmstengel gegriffen hätte. Denn, wer nach dem Essen raucht, zum Kaffee, bei Stress, bei Langeweile, um sich zu konzentrieren, in geselliger Runde oder zur Entspannung, wird zwangsläufig schnell in Situationen kommen, die er ohne Zigaret-

> Sie werden immer wieder Situationen erleben, in denen Sie zur Zigarette gegriffen hätten.

ten bewältigen muss – und kann! Aber sehen Sie es positiv, denn bei jeder Situation von heute, bei der Sie rauchen, können Sie als Nichtraucher von morgen Ihr Gehirn umtrainieren und lernen, nicht (mehr) zu rauchen. Sie konditionieren sich um, was mit der richtigen mentalen Einstellung schneller geht, als Sie jetzt denken.

Letzten Endes ist aber der Zeitpunkt, an dem Sie aufhören, gar nicht so entscheidend. Sie sollen sich auch nicht mit aller Gewalt den schwierigsten Zeitpunkt aussuchen. Wichtig ist nur, dass Sie absolut überzeugt sind, es zu schaffen, und den Zeitpunkt vor allem nicht permanent verschieben, um auf den »besten« zu warten.

Tipp 37 Hören Sie eher zu einem Zeitpunkt auf, der Ihnen zunächst schwieriger erscheint. Sie erlangen dann schneller Gewissheit, es zu schaffen. Legen Sie sich einen Zeitplan fest. Wann wollen Sie »die Letzte« rauchen? Verschieben Sie diesen Tag nicht mehr.

Mit Herz und Verstand

Die meisten Raucher versuchen nur aufzuhören und lassen sich dadurch eine Hintertür offen. Wenn Sie es aber nur versuchen und hoffen, es durchzustehen, lassen Sie es lieber gleich bleiben. Sie werden erneut scheitern. Auch wenn Sie »ziemlich sicher« sind, »es« zu schaffen, oder daran »glauben«, ist das zu wenig.

Gute Vorbereitung ist alles

Sie müssen sich auf die letzte Zigarette mental vorbereiten. Gehen Sie alle Alltagssituationen nochmals durch, bei denen Sie rauchen, und durchdenken Sie diese ohne Zigarette. Beginnen Sie, alle Situationen gedanklich als Nichtraucher zu durchleben. Inzwischen bin ich sicher, dass die Mehrzahl der Raucher nur deshalb scheitert, weil sie sich einfach nicht richtig vorbereitet hat. Viele versuchen ganz ohne fremde Hilfe, ohne jegliches Wissen über die Sucht aufzuhören. Das ist jedoch von vornherein fast immer zum Scheitern verurteilt. Die Erfolgsquote in solchen Fällen beträgt im Schnitt lediglich 3 Prozent. Damit will ich keinesfalls sagen, dass das »Rauchen aufhören« schwierig sei, aber ohne eine gute Vorbereitung ist es dennoch fast aussichtslos.

»Fester Entschluss und beharrliche Durchführung eines einfachen Gedankens führen am sichersten zum Ziel.« *Helmuth Graf von Moltke*

Das Gute daran ist, dass Sie die Entscheidung nur ein einziges Mal treffen müssen und sich die Entscheidungsgrundlagen nie ändern werden. Selbst wenn Zigaretten eines Tages Ihrer Gesundheit nicht mehr schaden würden, müssten Sie sich fragen: »Was tun Zigaretten für meine Gesundheit, wenn ich schon einen Haufen Geld dafür hinlege?«
Wenn Sie diese Sichtweise mit mir teilen können, sind Sie bereits Nichtraucher und werden es mit hundertprozentiger Wahrscheinlichkeit auch bleiben. An diesem Punkt trennt sich die Spreu vom Weizen. Kaum ein frischgebackener Nichtraucher sieht das in diesem Licht, obwohl es der Wahrheit entspricht. Fast alle

Ex-Raucher wägen nach wie vor die Vorteile mit den Nachteilen auf und schwelgen in schönen Erinnerungen. Machen Sie nicht erneut diesen Fehler. Die Zigarette ist ein absolut nichts bringendes Produkt. Es tut nichts für Sie und kostet einen Haufen Geld. Warum sollten Sie also weiter darauf hereinfallen?

Tipp 38 Wenn Sie nur versuchen aufzuhören, werden Sie scheitern. Gehen Sie mit ganzem Herzen und Verstand an die Sache heran. Hören Sie erst dann auf zu rauchen, wenn Sie absolut sicher sind, dass es der richtige Zeitpunkt für Sie ist. Machen Sie sich klar, dass Zigaretten niemals etwas Positives bewirken.

Ein schnelles Ende setzen

Es gibt zwei Möglichkeiten, Nichtraucher zu werden – die Schlusspunktmethode oder die Reduktionsmethode. Hier handelt es sich nicht um eine entworfene Methode eines Experten, sondern um eine grundsätzliche Herangehensweise. Mit der Schlusspunktmethode aufzuhören bedeutet, dass Sie ab einem bestimmten Zeitpunkt nicht mehr rauchen. Der Übergang vom Raucher zum Nichtraucher vollzieht sich in einer einzigen Zigarette. Bei der Reduktionsmethode wird die Anzahl der Zigaretten schrittweise bis auf null verringert.

Die Reduktionsmethode ist nicht zu empfehlen

Das Ziel ist immer dasselbe – nicht mehr rauchen! Sicherlich können Sie sich vorstellen, zu welcher Vorgehensweise ich Ihnen rate. Langsam zu reduzieren – also nach und nach immer weniger Zigaretten zu rauchen – ist dasselbe, als wenn Sie versuchen würden, Gelegenheitsraucher zu werden.

Es gilt die Erkenntnis: Wer es mit der Reduktionsmethode geschafft hat, hätte sich mit der Schlusspunktmethode um ein Vielfaches leichter getan. Die Erfolgsquoten belegen diese Aussage. Die Schlusspunktmethode zeigt in Studien höhere Erfolgsquoten und wird inzwischen bei den meisten Raucherentwöhnungsprogrammen verwendet. Und auch die Bundeszentrale für gesundheitliche Aufklärung (BzgA) empfiehlt dieses Vorgehen. Daher kann es nur einen schnellen Übergang vom Raucher zum Nichtraucher mit einer letzten Zigarette geben.

Tipp 39 Werden Sie mit einer letzten Zigarette Nichtraucher, ohne vorher zu reduzieren. Mit der richtigen Einstellung werden Sie keine Entzugserscheinungen spüren oder an Gewicht zunehmen.

Abschied feiern

Bereiten Sie den Abschied aus Ihrem Raucherleben gut vor. Am besten rauchen Sie Ihre letzte Zigarette am Abend, bevor Sie zu Bett gehen. Dann sind Sie am nächsten Morgen vom Körper her bereits Nichtraucher, die Halbwertszeit von Nikotin ist gering (siehe Seite 50).

Rauchen Sie am besten die letzte Zigarette für sich alleine. Konzentrieren Sie sich dabei und gehen nochmals alle wichtigen Informationen durch. Schwören Sie sich in diesem Moment, dass dies nun wirklich das absolute Ende Ihrer Raucherzeit sein wird. Gönnen Sie sich, wenn Sie wollen, ein schönes Essen. Sie können auch einen Abschiedsbrief an Ihre »Ex-Geliebte« schreiben, den Sie gut aufbewahren. Wichtig ist nur, dass Sie diese letzte Zigarette nicht mit Wut oder Groll rauchen, sondern in Ruhe und Harmonie mit sich selbst.

Tipp 40 Feiern Sie Abschied von der Zigarette. Manche schreiben einen Abschiedsbrief, andere werfen alle Rauchutensilien in den Müll. Wichtig ist, dass Sie die letzte Zigarette bewusst und in Harmonie mit sich selbst rauchen. Schwören Sie sich, nie mehr in Ihrem Leben zu rauchen. Am besten rauchen Sie die letzte Zigarette abends.

Ob Sie alle Rauchutensilien vernichten, bleibt Ihnen überlassen. Zur Abschreckung können Sie auch den Aschenbecher mit den letzten gerauchten Kippen aufbewahren. Zelebrieren Sie den Abschied!

Schon gewusst? Ich bin Nichtraucher

Ich gehe davon aus, dass die meisten Leser schon mindestens einen Aufhörversuch hinter sich gebracht haben. Wie sind Sie damit umgegangen, nachdem Sie »die Letzte« geraucht hatten? Haben Sie es allen gleich gesagt, die es hören wollten (oder auch nicht), oder haben Sie es eher für sich behalten?

In der Fachwelt gibt es hierzu unterschiedliche Empfehlungen. Einige raten, dass man es lieber für sich behalten sollte, da ansonsten der Druck zu groß sei. Andere wiederum meinen, dass es gut wäre, wenn jeder Bescheid wüsste. Damit soll gerade der Druck erhöht werden und die Gefahr sinken, rückfällig zu werden. Keiner hat sicherlich Lust, sich die Blöße zu geben, allen »Eingeweihten« zu erklären, dass man wieder raucht, obwohl man noch vor ein paar Tagen/Wochen/Monaten das Gegenteil behauptet hatte.

Ich wusste einfach, dass es klappen würde, warum sollte ich dann damit hinter dem Berg halten?

Als ich endlich wusste, dass es ein für alle Mal mit dem Rauchen vorbei ist, hatte ich damals über diesen Punkt gar nicht nachgedacht. Ich handelte instinktiv und erzählte bereits zwei Tage vorher, dass ich Nichtraucher werde. Die meisten waren skeptisch bis gleichgültig, für mich aber war es ein unsagbar schönes Gefühl, Nichtraucher zu werden.

Schließen Sie keine Wetten ab!

Ich freute mich darauf, so dass ich genauso wenig auf die Idee kam, Wetten über das Gelingen oder Misslingen abzuschließen. Das wäre in meinem Fall völlig sinnlos gewesen, denn, wenn Sie wissen, dass Sie den Jackpot abgeräumt haben, warum dann noch über 100 Euro Wetten abschließen? Das macht keinen Sinn und ist Betrug dazu, da Sie genau wissen, »es« geschafft zu haben. Wenn Sie Wetten abschließen, würden Sie früher oder später Probleme bekommen, denn der Ausgang ist offen. Und dann wären Sie wieder am Punkt, es zu »versuchen« oder »hoffen«, es durchzustehen.

Tipp 41 Sagen Sie allen, dass Sie ab heute Nichtraucher sind. Sie wissen, dass Sie es schaffen werden. Daher müssen Sie auch keine Wetten abschließen, das Ergebnis wird so oder so für alle Beteiligten offenbleiben.

NICHTRAUCHER BLEIBEN

Herzlichen Glückwunsch, Sie haben es geschafft! Jetzt sind Sie Nichtraucher. Sie können sehr stolz auf sich sein! Entscheidend ist aber, dass Sie Nichtraucher bleiben. Die letzten elf Tipps sollen Sie daher Ihr restliches Leben begleiten. Zunächst geht es darum, die ersten Wochen gut zu überstehen, dann erhalten Sie noch ein paar Anregungen für die nächsten Monate und Jahre.

Die ersten Wochen

Wie lange ist es her, dass Sie Ihre »Letzte« geraucht haben? Die meisten Experten behaupten, dass man frühestens nach einem Jahr von sich behaupten kann, Nichtraucher zu sein. Erst dann könnte man ziemlich sicher sein, dass man »clean« bleibt und sich damit identifiziert hat. Manche sprechen auch von fünf Jahren. Noch schlimmer finde ich den Ausdruck »Ex-Raucher«, denn das werden Sie dann zeit Ihres Lebens mit sich herumtragen. »Einmal Raucher, immer Raucher«, darum geht es beim »Ex-Raucher«. Sie werden nie wissen, ob Sie doch wieder rückfällig werden, ja, Sie warten geradezu darauf.

Ab sofort Nichtraucher

Die Frage »Ab wann bin ich Nichtraucher?« muss jeder für sich selbst beantworten. Es ist alleine eine Frage der Empfindungen und der daraus folgenden Identität.

Zwei Beispiele:

Wenn Ihr kleiner Sohn das erste Mal im Fußballstadion sitzt und von Ihrem Heimatverein begeistert wäre, könnte es gut sein, dass er ab sofort »VfB-Stuttgart-Fan« oder »Bayern-Fan« wäre. Der Virus hätte ihn gepackt, und ab sofort besuchen Sie mit ihm jedes Heimspiel. Was würden Sie nun denken, wenn es heißen würde, dass Ihr Sohn erst frühestens nach einem Jahr Fan »Ihres« Vereins sein könnte? Vermutlich muss er noch länger darauf warten? Würden Sie das verstehen? Oder Ihr Sohn?

Oder ein anderes Beispiel: Sie entschließen sich, ab sofort kein Fleisch und keine Wurst mehr zu essen. Ab welchem Zeitpunkt würden Sie den Leuten sagen, dass Sie Vegetarier sind? Würden Sie noch Monate später im Restaurant sagen, dass Sie seit Monaten nur noch vegetarisch essen, aber doch noch kein Vegetarier sind? Sicher nicht.

In Wahrheit ist es also ganz einfach. Sie haben bereits Ihre letzte Zigarette geraucht. Sie sind jetzt Nichtraucher!

Tipp 42 Sobald Sie Ihre letzte Zigarette geraucht haben, sind Sie bereits Nichtraucher. Entscheidend ist dabei vor allem Ihr persönliches Empfinden und nicht die Meinung der Experten.

Sich dem Leben stellen

Immer wieder wird von Experten empfohlen, sich in den ersten Wochen »zu schonen«. Das heißt, man sollte möglichst gefährlichen Situationen aus dem Wege gehen, bei denen man Gefahr läuft, rückfällig zu werden. Trinken Sie keinen Alkohol, heißt es, oder gehen Sie in den ersten Wochen nicht so viel auf Partys. Oft heißt es sogar, Sie sollten Gegebenheiten meiden, bei denen Sie auf allzu viele Raucher treffen!? Wie soll das gehen bei Millionen von Rauchern? Hätte ich mich nun als Neu-Nichtraucher zu Hause verbarrikadieren sollen?

»Wer nicht genießt, wird ungenießbar«

Vergessen Sie all diese Tipps, die sicherlich gut gemeint sind, aber letztlich genau das Gegenteil bewirken. Sie werden nach einiger Zeit geradezu nach Partys oder Ihrem Feierabendbier lechzen, wenn Sie sich das verbieten. Gleichzeitig haben Sie Angst, sollten Sie doch Ihr Bier trinken. »Was wird dann passieren?«, fragen Sie sich. Ich kann Ihnen versichern, dass rein gar nichts passieren wird. Leben Sie am besten zunächst genauso weiter wie bisher, es sei denn, Sie möchten ohnehin künftig mehr für Ihre Gesundheit tun (siehe Tipp 4). Machen Sie sich auch möglichst wenig Gedanken, wen oder was Sie meiden sollen. Auch hier gilt, dass Sie sich dem Leben stellen. Selbstbewusst und mit dem Wissen, dass es als Nichtraucher noch viel schöner ist als vorher. Je schneller Sie registrieren, dass Sie überhaupt keine Probleme haben – wenn Sie ein Bierchen trinken, ohne zu rauchen, oder das Essen auf der Party genauso genießen können – umso einfacher wird es für Sie werden. Dadurch konditionieren Sie sich um.

Tipp 43 Meiden Sie auf keinen Fall Situationen, in denen Sie früher geraucht haben. Verzichten Sie auf nichts, was Sie früher auch gerne getan haben und heute immer noch gerne tun.

Zigaretten? Nein danke!

Viele Ex-Raucher oder Raucher werden ein ganz gehöriges Problem mit Ihnen bekommen, wenn Sie im Brustton der Überzeugung daherkommen und ihnen mitteilen, dass Sie nicht mehr rauchen. Und wenn Sie dann sogar weder Entzugserscheinungen aufweisen noch an Gewicht zunehmen oder sonst irgendwelche Probleme bekommen, sondern, im Gegenteil, gutgelaunt einfach nicht mehr rauchen, setzen Sie dem Ganzen die Krone auf. Einerseits werden Sie heimlich von den anderen bewundert, denn sie selbst haben ja auch schon einige Male erfolglos versucht aufzuhören. Andererseits sind diese Ex-Raucher und Raucher auch ganz schön neidisch auf Ihren Erfolg. Das ist verständlich, denn wer will schließlich gerne als Junkie zurückbleiben?

> »Der Neid ist die aufrichtigste Form der Anerkennung.« *Wilhelm Busch*

Lassen Sie sich nicht verunsichern, wenn Ihre Begeisterung nicht geteilt wird

Gehen Sie also davon aus, dass Sie von diesen Ex-Rauchern oder Rauchern keine Bewunderung zu erwarten haben. Im Gegenteil, vielleicht wird Ihnen versehentlich die ein oder andere Zigarette angeboten. Machen Sie sich nichts daraus, Sie stehen darüber. Vermutlich werden Ihnen diese Leute eher leidtun, so gefangen in Ihrer Sucht. Lassen Sie sich dadurch jedenfalls unter keinen Umständen die Freude verderben, schon gar nicht Ihren Stolz, es geschafft zu haben!

Tipp 44 Lassen Sie sich als Nichtraucher nicht verunsichern. Viele Menschen (Raucher und Ex-Raucher) haben ein Problem damit, dass Sie »es« geschafft haben. Lehnen Sie alle Zigaretten, die Ihnen versehentlich angeboten werden, freundlich mit dem Hinweis ab, dass Sie Nichtraucher sind.

Nur keine Panik

Möglicherweise werden Sie die ersten drei oder vier Wochen leichte Begleiterscheinungen spüren. Das hängt damit zusammen, dass sich Ihr Körper, vor allem aber Ihre Psyche, umstellen muss.
Dieser Vorgang ist jedoch völlig undramatisch und einfach nachzuvollziehen, wenn man bedenkt, dass Sie vielleicht zwanzig Jahre oder noch mehr geraucht haben.

Begleiterscheinungen sind nur von kurzer Dauer

Die häufigsten Begleiterscheinungen sind Schlafprobleme und der bereits angesprochene Nikotinhunger (siehe Seite 62). Egal, welche Symptome Sie spüren, Sie sollten sich immer bewusstmachen, dass es sich hierbei um einen Reinigungsprozess handelt, der Ihren Körper, und vor allem Ihre Seele, von einer schlimmen Sucht befreit. Das Entscheidende aber ist, dass diese Symptome maximal vier Wochen andauern – Sie können sich darauf verlassen. Vier Wochen, in denen Sie möglicherweise ein etwas verstärktes Hungergefühl haben oder etwas schlechter schlafen, sind nicht das Problem. Sie werden es leicht überstehen.

In den letzten Jahren habe ich viele Neu-Nichtraucher kennengelernt, die überhaupt keine Begleiterscheinungen hatten. Sie haben ohne jedes Symptom aufgehört, einfach so! Die Frage, warum dies möglich ist, wird wohl nie hundertprozentig beantwortet werden können, aber es liegt nahe, dass der Grund in der Psyche liegt. Daher gehe ich inzwischen davon aus, dass manche Symptome, wie zum Beispiel Schlafprobleme oder Hungergefühle, nur auftreten, wenn Sie Ihre Sucht psychisch noch nicht komplett verarbeitet haben.

Beweisen kann ich Ihnen das nicht. So oder so, können Sie den ersten drei oder vier Wochen gelassen entgegensehen!

Tipp 45 Sie brauchen keine Panik zu bekommen, wenn Sie die ersten drei oder vier Wochen nicht ganz so gut schlafen oder anderweitige Begleiterscheinungen haben. Das ist möglich, weil sich Ihre Psyche und Ihr Körper umstellen muss. Wichtig ist ausschließlich, dass Sie die Zigaretten nicht vermissen.

Raucher im Visier

Noch heute beobachte ich gerne Raucher, die entzückt an Ihrer Zigarette ziehen, den Rauch tief inhalieren und sich dabei »entspannen«. Erinnern Sie sich als Neu-Nichtraucher dann immer, dass kein Raucher aus Genuss oder freiem Entschluss raucht, sondern die Zigarette ganz einfach nur braucht. Und diese Zigarette schafft wiederum den Bedarf für die nächste usw. Beachten Sie also vor allem Raucher, die längere Zeit nicht geraucht haben und/oder sich in schwierigen Situationen befinden. Beobachten Sie, wie diese Raucher Entzug leiden müssen.

Es wimmelt nur so von Rauchern

Machen Sie sich keine Gedanken, wenn es um Sie herum in den ersten Wochen oder Monaten von Rauchern nur so wimmelt. Das ist völlig normal, schließlich haben Sie viele Jahre geraucht und sind immer noch auf die Zigarette fokussiert. Das bedeutet aber keinesfalls, dass Sie ein Problem damit haben – im Gegenteil. Je mehr Sie Raucher beobachten, umso

> Ihre Wahrnehmung ist noch auf das »Rauchen« eingestellt.

mehr erkennen Sie die Sinnlosigkeit des Ganzen, vorausgesetzt, Sie sind sich bewusst, dass er die Zigaretten nicht genießt. Machen Sie sich den Spaß und beobachten Sie Raucher bei Anlässen, an denen viel geraucht wird. Der Durchschnittsraucher wird eine nach der anderen rauchen. Nach der zehnten Zigarette kommt die elfte, dann die zwölfte. Machen Sie sich immer bewusst: Früher hätten Sie bei solchen Anlässen auch bis zum Ende mitgeraucht. Gewonnen hätten Sie nichts, außer, dass Sie am nächsten Morgen »verkatert« aufgewacht wären und sich wieder einmal über das Aufhören Gedanken gemacht hätten. Jetzt aber können Sie sich freuen, denn Sie wachen am nächsten Morgen ausgeruht auf, ohne schlechtes Gewissen und Sorgen um Ihre Gesundheit!

Tipp 46 Beobachten Sie andere Raucher, wie sie eine Zigarette nach der anderen rauchen. Macht das Sinn? Sie können den gleichen Effekt erreichen, indem Sie an einem Bleistift ziehen und die Luft inhalieren. Beobachten Sie vor allem Raucher, wie sie Entzug leiden. Und das täglich!

Schöne Gedanken

Viele ehemalige Raucher versuchen krampfhaft, nicht mehr an Zigaretten zu denken. Aber das ist ausgeschlossen, wie sollte das auch gehen, wenn nach wie vor 1,5 Milliarden Menschen weltweit rauchen!

Ein Test:
Denken Sie auf keinen Fall an einen blauen Elefanten! Schon zu spät, in dem Moment, in dem Sie diesen Satz gelesen haben, haben Sie an einen blauen Elefanten gedacht.

Zigaretten kreisen in Ihrem Kopf

Und es ist doch auch gar nicht schlimm, wenn Sie weiterhin an Zigaretten denken. Die Frage ist nur, wie Sie darüber denken. Wenn Sie natürlich ständig darüber nachdenken, wie schön es wäre, jetzt eine zu rauchen, oder gar ins Wanken geraten, doch wieder mit dem Rauchen anzufangen, bekommen Sie Schwierigkeiten. In diesem Fall wird es Ihnen

> »Unser Leben ist das Produkt unserer Gedanken.«
> *Marcus Aurelius*

erst recht nichts nutzen, zu versuchen, die ständig aufkommenden Gedanken zu verdrängen. Das Gegenteil wird eintreten, Sie werden nur noch an das Rauchen denken! Wenn Sie aber positiv darüber denken und die Gedanken zulassen, freuen Sie sich sogar über diese Gedanken, so wie ich in diesem Moment. Vor einiger Zeit erreichte mich nachfolgender Gästebucheintrag, der zutreffender nicht hätte sein können:

»Hallo, jetzt bin ich schon seit fast vier Monaten Nichtraucherin, und es geht mir gut. Ich habe keine Hilfsmittel benutzt, kein Gramm zugenommen und auch keine Entzugserscheinungen bekommen. Was mir geblieben ist, das sind Gedanken ans Rauchen, die immer weniger werden. Es sind gute Gedanken, denn ich bin stolz auf mich, obwohl es im Nachhinein nichts Besonderes war, mit dem Rauchen aufzuhören. Selbst der Einfluss von Alkohol oder Auseinandersetzungen mit meinem Partner hatten nie den Wunsch nach einer Zigarette hervorgerufen, sondern nur Gedanken ans Rauchen und die Bewusstheit, dass ich das Nikotin nicht brauche und dass es ohne viel besser geht.«

Tipp 47 Versuchen Sie auf keinen Fall, Ihre Gedanken an Zigaretten zu verdrängen. Lassen Sie diese Gedanken ruhig zu. Entscheidend ist, wie Sie darüber denken. Sie sollten sich darüber freuen, endlich Nichtraucher zu sein.

Sie brauchen keinen Ersatz

Jetzt, da Sie erst wenige Stunden oder Tage Nichtraucher sind, werden Sie Gefahr laufen, sich einen Ersatz für das Rauchen zu suchen. Allerdings sollten Sie sich immer fragen, warum Sie eine Sucht ersetzen sollten, und vor allem, mit was?

Die meisten Experten empfehlen Ihnen sogar, sich einen Ersatz einfallen zu lassen. Aber ist es nicht so, dass immer, wenn Sie eine »Ersatzzigarette« rauchen, der Verlustgedanke dominieren wird? Sie werden zwangsläufig das Original vermissen, wenn Sie, anstatt eine Zigarette zu rauchen, einen Apfel essen, Kaffee trinken oder sich mit Süßigkeiten »belohnen«. Im letzteren Fall könnten sogar noch Gewichtsprobleme dazukommen. Schlimmer aber ist, dass Sie mit Ersatzhandlungen, gleich welcher Art, immer und immer wieder die Zigarette hochleben lassen. Damit will ich Sie jedoch weder vom Kaugummikauen noch vom Obstessen abhalten. Tun Sie das, wonach Ihnen ist, aber niemals als Ersatz für Zigaretten.

Tipp 48 **Vermeiden Sie jegliche Ersatzhandlungen, wie z. B. Kaugummi kauen, Süßigkeiten essen oder dergleichen mehr. Sie rufen nur das Gefühl von Verzicht hervor und führen oft zu Übergewicht.**

Zählen Sie nicht die Tage

Die meisten Ex-Raucher zählen ihre Tage in Freiheit. In einem Internetforum entdeckte ich einmal tatsächlich, dass jemand über 850 Tage gezählt hatte. Das bedeutet, dass dieser ehemalige Raucher viel Zeit damit verbracht hat, jeden einzelnen Tag zu zählen. Keinen einzigen davon hat er wirklich genossen. Würden Sie auf die Idee kommen, Tage zu zählen, wenn Sie Ihr Nichtraucherleben genießen würden? Vor allem aber bleibt die Frage offen, welches Ziel man damit verbinden sollte? Durch das Zählen von Tagen verwandeln Sie Ihre Freiheit in ein Gefängnis. Die Tage werden kaum vergehen und Ihnen vorkommen wie Monate.

Wenn ich meine Nichtraucherzeit abschätze, bin ich ungefähr beim dreitausendsten Tag angelangt. Ich hoffe, dass noch mindestens 15 000 folgen werden. Natürlich will ich damit nicht behaupten, dass Sie sich den Tag Ihrer letzten Zigarette nicht automatisch ein Leben lang einprägen werden. Sie können später gerne ab und zu überdenken, wie viele Jahre Sie bereits Nichtraucher sind. Aber das Zählen von einzelnen Tagen bedeutet unweigerlich, dass Sie immer noch gegen Ihre Sucht ankämpfen müssen, und das wäre als ein Alarmzeichen zu deuten.

Tipp 49 Zählen Sie nicht die Tage, seitdem Sie Nichtraucher sind. Dadurch rufen Sie ein Verlustdenken hervor und laufen umso mehr Gefahr, rückfällig zu werden. Machen Sie sich klar, dass Sie dadurch keine Vorteile gewinnen.

Die nächsten Jahre

Sie werden nie beweisen können, dass Sie Nichtraucher bleiben. Das kann kein Mensch, auch nicht die Nichtraucher, die noch nie abhängig waren (Nieraucher). Der einzige Unterschied ist, dass Nierauchern nicht unterstellt wird, mit dem Rauchen anzufangen, während Ihnen permanent versucht wird einzureden, dass Sie rückfällig werden könnten.

Ein Rückfall macht nichts

Ja, es ist möglich, dass Sie rückfällig werden, aus welchem Grund auch immer. Aber was bedeutet »rückfällig werden«? Heißt das, dass Sie bei einer Zigarette gleich wieder Kettenraucher werden müssen? Nein, absolut nicht. Eine Zigarette zu rauchen ist für mich persönlich absolut wirkungslos.

Diesen Beweis habe ich bereits angetreten. Eine Zigarette ist streng genommen für jeden wirkungslos, auch für Sie, vorausgesetzt, Sie verbinden nichts Positives mehr damit.

Wenn Sie also tatsächlich Gefahr laufen, erneut eine Zigarette versuchen zu wollen, oder bereits eine geraucht haben, ist Alarmstufe Rot angesagt. Sie müssen ehrlich hinterfragen, was die Ursachen hierfür sein könnten, und eine Strategie entwickeln, damit Ihnen das nicht mehr passiert. Werfen Sie durch eine gerauchte Zigarette nicht gleich wieder die Flinte ins

Korn. Betrachten Sie diesen Vorfall als einmaligen Ausrutscher. Ein echter Rückfall bedeutet es für mich erst, wenn Sie weitere Zigaretten rauchen und sich

> »Wer einen Fehler gemacht hat und ihn nicht korrigiert, begeht einen zweiten.« *Konfuzius*

eingestehen müssen, es doch (noch) nicht lassen zu können. Aber auch dann lassen Sie sich unter keinen Umständen entmutigen und beherzigen meinen ersten Tipp. Erinnern Sie sich noch? Es gibt keinen hoffnungslosen Raucher. Das gilt auch für Sie!

Tipp 50 **Wenn Sie einen Rückfall haben, geben Sie nicht auf! Finden Sie heraus, in welcher Situation Sie wieder zur Zigarette gegriffen haben und wie Sie sich zukünftig stattdessen verhalten können.**

Freuen Sie sich – jeden Tag!

Mit der Zeit könnte es Ihnen passieren, dass Sie sich zu sicher fühlen. Vielleicht sind Sie bereits Monate oder gar Jahre Nichtraucher. Es ist für Sie völlig normal geworden, nicht mehr zu rauchen. Ihre Gesundheit und Ihre Fitness hat sich erheblich verbessert, Sie fühlen sich pudelwohl. Sie sparen einiges an Geld ein, Ihre Haut hat sich erholt, und Sie sind frei wie niemals zuvor. Ja, und dann könnte sich eine leise Stimme im Hinterkopf melden, die Ihnen wieder zuflüstert, wie schön das Rauchen doch war und dass Sie mal wieder eine versuchen könnten. »Einmal ist schließlich keinmal.«

Auch »nicht rauchen« wird Normalität

Warum ist das so, auch noch Jahre später? Das ist einfach erklärt. Die ganzen Vorteile, die Sie als Nichtraucher noch die ersten Tage und Wochen spürten, sind jetzt verflogen. Es ist »normal« für Sie geworden, nicht mehr nach Rauch zu stinken und dafür auch noch Ihre Gesundheit und Ihren Geldbeutel zu belasten. Aber ist dadurch das Rauchen besser geworden? Macht es daher wieder mehr Sinn als früher? Natürlich nicht, im Gegenteil, Sie werden in eine tiefe Depression verfallen, wenn Sie Jahre später erneut abhängig werden, denn dann werden Sie Ihre lang geglaubte Sicherheit, endlich frei zu sein, möglicherweise für immer verlieren. In dieser Spirale befinden sich alle langjährigen Raucher, die ich in Tipp 15 beschrieben habe und die im Netz der Tabak- und Nikotinindustrie zappeln.

Das menschliche Gehirn hat eine lebensrettende Eigenschaft. Die Vergangenheit wird Ihnen im Nachhinein viel schöner vorgegaukelt. Dieses grundsätzlich positive Denken, das uns in die Wiege gelegt ist, könnte Ihnen beim Rauchen zum Verhängnis werden. Daher gibt es nur eines: Denken Sie tatsächlich positiv und freuen Sie sich täglich mindestens ein Mal, Nichtraucher zu sein! Erinnern Sie sich noch, wie verzweifelt Sie am Schluss Ihres Raucherdaseins waren? Das alles beginnt von neuem, wenn Sie wieder anfangen würden.

Tipp 51 Trauern Sie niemals Ihrer Raucherzeit nach. Seien Sie froh, endlich frei zu sein. Es kann Ihnen nichts Besseres passieren!

Seien Sie stolz auf sich – ein Leben lang!

Ich bin jetzt, wenn ich diese Zeilen schreibe, seit fast neun Jahren Nichtraucher. Es gibt nur wenige Ereignisse in meinem Leben, welche die Freude darüber übersteigen. Noch heute, Jahre später, freue ich mich nicht nur jeden Tag darüber, sondern bin zugleich stolz darauf. Stolz, nicht nur unabhängig, sondern genauso gesund zu sein.

Zu guter Letzt

Freuen Sie sich jeden Tag über Ihr neues, besseres Leben und teilen Sie sich auch gegenüber Ihren Mitmenschen mit. Allerdings sollten Sie aufpassen, wenn

Sie einem Nieraucher erzählen, wie lange Sie schon aufgehört haben und wie schön Sie das finden. Ich selbst bin auch schon in diese Falle getappt.
Genau an meinem fünften Jahrestag kam ich »zufällig« auf das Thema. Ich erklärte meinem Gegenüber voller Stolz, dass es bei mir auf den Tag genau fünf Jahre her sei, »die Letzte« geraucht zu haben. Diesen verständnislosen, fragenden Blick werde ich nicht vergessen. Es war, als ob ich ihm gerade erklärt hätte, wie toll ich es finde, mich seit genau fünf Jahren nicht mehr hinter mein Auto zu legen, um die giftigen Abgase einzusaugen. So nämlich denken Nieraucher über das Rauchen. Daher empfehle ich Ihnen, Ihre Freude lieber mit Gleichgesinnten oder Rauchern zu teilen. Hören Sie aber niemals auf, stolz auf sich zu sein!

Tipp 52 Wenn Sie Nichtraucher sind, können Sie sehr stolz auf sich sein. Lassen Sie sich aber nicht frustrieren, wenn Leute, die noch nie geraucht haben, kein Verständnis dafür haben. Freuen Sie sich über Ihre Freiheit jeden Tag – ein Leben lang!

Literaturtipps

Stefan Back: Der sichere Weg zum Nichtraucher. Gelnhausen, 2006

Stefan Back: Ohne Angst Nichtraucher werden. Besser leben ohne Sucht. Stuttgart, 2006

Franz W. Bauer: Die Rauchgiftfalle. Die heimliche Angst der Raucher vor dem Nichtrauchen. Norderstedt, 2005

Allen Carr: Endlich Nichtraucher. Der einfache Weg, mit dem Rauchen Schluss zu machen. München, 1992

Stefan Frädrich: Luft! Ganz einfach Nichtraucher. München, 2004

Jan Geurtz: Aufatmen! In nur einem Tag endgültig zum Nichtraucher. München, 2002

Markus Grill: Kranke Geschäfte. Wie die Pharmaindustrie uns manipuliert. Hamburg, 2007

Vera Kaltwasser: Der sanfte Weg zum Nicht-Rauchen. Erfolg ohne zu kämpfen. München, 2005

Kontakt

Ich freue mich, wenn Sie mir schreiben.
Meine E-Mail-Adresse lautet
stefan.back@z.zgs.de

Register